LA
PRETANTAINE

PAR

MARC PESSONNEAUX

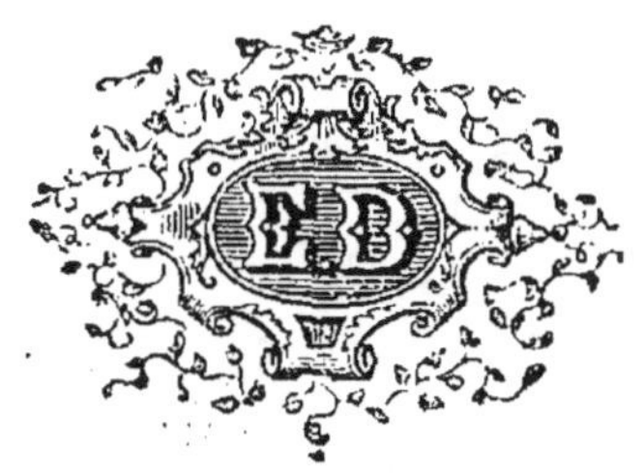

PARIS

E. DENTU, LIBRAIRE-ÉDITEUR

Galerie d'Orléans, 17, 19 (Palais-Royal).

—

1866

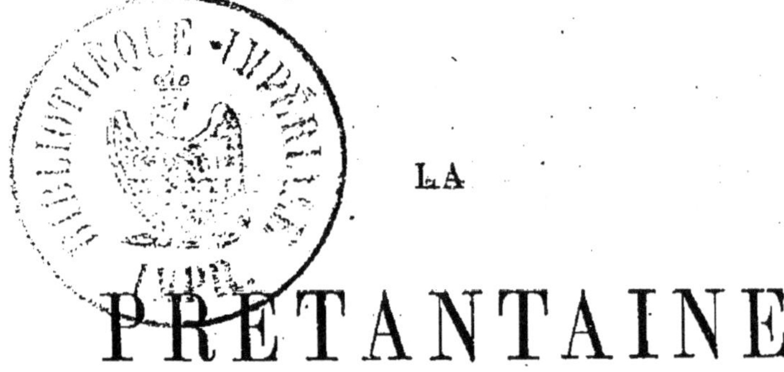

LA

PRÉTANTAINE

DU MÊME AUTEUR :

A pleines voiles, 1 volume.

La vie à ciel ouvert, 2 volumes.

PARIS. — IMP. VICTOR GOUPY, RUE GARANCIÈRE, 5.

LA
PRETANTAINE

PAR

MARC PESSONNEAUX

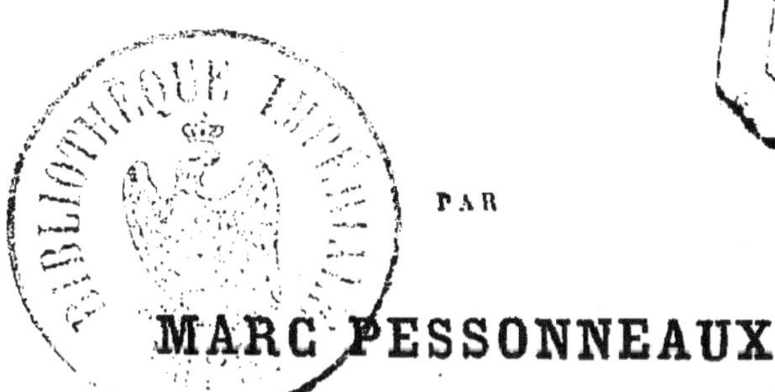

PARIS

E. DENTU, LIBRAIRE-ÉDITEUR

Galerie d'Orléans, 17, 19 (Palais-Royal).

1866.

PRÉFACE

Allez donc, partez, mes chers voyageurs, allez sans vous presser; mais, en vous mettant en route, tâchez de réunir autour de vous quelques compagnons et surtout quelques compagnes de voyage. Choisissez celles-ci jeunes et jolies, aimables et spirituelles, si vous pouvez; invitez-les à courir avec vous la gracieuse pretantaine des rêveries; car il est encore, quoi qu'on dise, de nobles et capricieux esprits qui, fidèles aux traditions de la chevalerie errante, ne dédaignent point, même aujourd'hui, le don quichottisme de l'idéal.

LA PRÉTANTAINE

CHAPITRE PREMIER.

LA VILLE ET LA VILLA.

La ville de Wassen, située dans le Lonsburg, est de petite importance ; elle a peu de population et fait peu de bruit dans le monde ; néanmoins elle existe et même se trouve sur quelques cartes. Autour d'elle s'étend une plaine touffue, fleurie, verte, accidentée de cultures et de prairies, semée de peupliers, et bordée à l'horizon par une ceinture de collines ou plutôt de vagues ondulations qu'on nomme dans le pays les Montagnes. Elle n'est ni antique, ni même ancienne ; mais sa physionomie générale est naïve, grâce à ses édifices tous à peu près construits dans ce genre d'architecture qui forme la transition du moyen âge à la renaissance. Ses maisons, du moins dans la Grand'Rue qui est aussi la grand'route, se piètent, à peu près toutes, sur de larges piliers plus sculptés par les accrocs des charrettes et par les couteaux des paysans que par la main des ouvriers. La maçonnerie, alternée de pierres blanches et de briques rouges, offrant un champ favorable à toutes les fantaisies des passants et des badauds, en porte gaîment les traces. Entre chacun de ces piliers se creusent les boutiques garnies de leur attirail de quincaillerie, ferblanterie, épicerie, mercerie, qui font cliqueter et flotter au vent leurs enseignes en girouettes et leur étalage en nature. Le premier étage de chaque maison s'avance sur la rue et la domine, garni qu'il est de galeries en gros bois à balustre. Le jour s'étouffe contre des fenêtres étroites et barricadées de petites vitres vertes qui ne laissent filtrer à l'intérieur qu'un jour doux, sain pour les yeux, et qui dispense de rideaux. De deuxième étage, il n'y en a pas, si ce n'est de loin en loin, pour des bâtiments plus modernes appartenant évidemment à quelque patricien de la localité. Les toitures se terminent par un pignon sans prétention, ouvrant sur la rue un gros œil noir et rond muni d'une poulie et d'une corde à foin.

Wassen a deux auberges, c'est-à-dire, deux hôtels : *le Cheval blanc* au nord, et *le Lion d'or* au sud ; sans rivalité, ils se partagent le droit d'hospitalité mercenaire, droit peu lucratif aujourd'hui que les rouliers sont rares et les voyageurs clair-semés. Ils se dédommagent sur les paysans qui, venus au marché, concluent leurs transactions : ceux du pays d'en bas, au *Cheval blanc*, célèbre par la qualité de son café ; ceux du pays d'en haut, au *Lion d'or*, illustre par sa bière.

Ces deux dénominations, pays d'en haut et pays d'en bas, singulières au premier abord dans un site plat comme la main, tiennent à ce que Wassen est traversé par une rivière. La Leck est à peine flottable, et elle coule si discrètement qu'on ne peut s'assurer de son cours et de sa direction qu'en y jetant quelques menus morceaux de bois ou de paille, forts lents à quitter les rives ; celles-ci sont en effet charmantes : du côté gauche, la ville, appuyée à la rivière, y fait miroiter le bizarre et singulier tableau de ses masures

vues de dos; les fenêtres dépenaillées, déchar-
nées, éraillées, dépouillées, laissent pendre sur
des ficelles une multitude d'objets branlants,
linges, étoffes, vêtements de toutes formes et de
toutes couleurs occupés à sécher au soleil. Les
eaux ménagères ont badigeonné les murs de longues taches verdâtres; les toits inégaux et les
parois sont déchiquetés de maints accidents de
maçonnerie : tours lézardées, tourelles à jour,
carcasses de bâtisses, squelettes de charpentes,
clochetons dentelés, cheminées crachant leur
suie, balcons émiettant leur rouille, poutres bu-
tées aux vieux chevrons et s'étayant le pied dans
la rivière, se dressent sur le ciel ou s'avancent
sur les eaux avec l'harmonie et la familiarité
d'une peinture flamande. C'est une palette frétil-
lante et animée que la rivière reflète à plaisir, selon les aventures du vent chiffonnant sa surface,
et du courant qui s'oublie en chemin.

Au loin, un pont de bois coupe l'horizon : il
n'est pas long, le pont, il est pourtant plus long
que la rivière n'est large, crainte des grosses
eaux, car la Leck est de régime torrentiel; ses
débordements, il est vrai, sont aux inondations

ce que les coteaux sont aux montagnes, mais chacun fait ce qu'il peut, et Wassen connaît les dangers de son fleuve.

Il en sait aussi les avantages ; au moyen de barrages multipliés et ingénieux, il a fait de la Leck sa maîtresse ouvrière. En regardant vers la rive droite, on aperçoit une seconde ville : c'est la manufacture, comme on dit dans le pays. Ici, tout tourne, fume et fabrique. Ce sont des hauts fourneaux, des tas de houille, des monceaux de coke. On entend laminer et forger ; les foulons mâchent, les marteaux frappent, les dévidoirs gazouillent. A travers les portes et les fenêtres grand'ouvertes, on voit toute une population d'ouvriers et d'ouvrières s'agiter dans la fièvre du travail : en bas, autour des fournaises ; en haut, autour des métiers.

Le coup d'œil n'est point triste : la nature se mêle à l'industrie ; de grands ormes ombragent la manufacture, et le gazon, que côtoye une flottille de canards, est vert encore sur le rivage.

Plus loin, et presque en face de l'hôtel du *Cheval blanc,* c'est-à-dire au nord de la cité, un autre pont, non pas comme le premier, montueux et se courbant sur deux petites arches de pierres bossues, mais qui, fier et leste, lance d'un seul jet son cintre de fer d'une rive à l'autre, paraît orné d'une vaste grille : celle-ci, quoique toujours ouverte, donne à cet endroit un aspect particulier de privilége seigneurial. Derrière la ville est un parc touffu, un vrai lac de verdure, d'où émergent par places des grottes de rocaille, des rochers vêtus de mousse, des ruines factices, des piédestaux habillés d'herbes et surmontés de statues incolores comme des fantômes. Le parc se termine par une villa blanche, moitié maison, moitié château, bâtiment de bonne apparence, avec des ardoises lozangées, des girouettes orientées et un double paratonnerre. C'est sans doute la maison du maître de la manufacture, le gros bonnet de l'endroit.

En s'introduisant dans ce parc, en est étonné de l'étrangeté de l'esprit qui en a conçu l'ordonnance; on comprend tout de suite que deux ou trois systèmes opposés l'ont successivement modifié et ont fini par s'y mêler d'une manière bizarre.

C'est d'abord une grande allée, primitivement

droite, comme le veut le genre du jardin dit français, puis ensuite, violemment contournée, avec
une intention peu heureuse d'imitation du genre
anglais. C'est en outre un grand berceau de char-
mille taillée comme une muraille; puis, tout à
l'entour et comme livrées au hasard, paraissent
des courbes de gazon semées de corbeilles fleuries, des roches dites naturelles, des cascatelles
éparpillant leurs eaux au gré du vent qui les
effrange. De temps en temps, des parterres d'un
dessin rigoureux affectent des formes positives;
çà et là, l'œil est frappé, au bord d'une allée qui
serpente, d'une figure de croix d'honneur. Des
hydres, des damiers, des cœurs, des trèfles, des
piques, le tout, de forme gigantesque, modelé de
fleurs et bordé de buis, déterminent crûment
leurs contours. Ce serait fort laid si la nature, qui
semble parfois sourire à ces tentatives et s'en
amuser, ne les avait pour ainsi dire adoptées en
jetant çà et là, du haut de ces branches, de
grandes lianes suspendues qui viennent, flottant
sur le tout, atténuer les formes trop arrêtées, par
la rencontre de ces guirlandes, heureusement res-
pectées du propriétaire.

1.

Le propriétaire, du reste, le voilà : il est tout au milieu de ce vaste fouillis, vêtu d'une espèce de robe de chambre de molleton blanc, chapeau de paille en tête ; la bêche d'une main et l'arrosoir de l'autre, il va et vient dans ses parterres. C'est un homme de cinquante ans, l'air placide, la figure enluminée par le travail. Il bêche, il arrose, il aligne, suivi d'un petit vieillard voûté, osseux, couvert d'une longue blouse, un ouvrier évidemment, le jardinier peut-être ; il suit le maître et ne porte rien.

De temps en temps, le propriétaire s'arrête ; de sa manche il essuie son front sans quitter son arrosoir. Il s'agit d'une combinaison grave et nouvelle.

« Cunégond, dit-il, si, au-dessus de ce dragon, nous dessinions un saint Michel avec une lance levée, deux ailes déployées, comme celui qui est au-dessus de l'autel de Saint-Orthodoxe. Qu'en penserais-tu ?

— Dame, monsieur Jasper, avec des œillets d'Inde et des marguerites et autres fleurs de petite pousse, on peut faire bien des choses.

— Oui, je crois que c'est une bonne idée.

Vois-tu, Cunégond, il faut savoir unir l'art à la nature, comme dit Thornston. As-tu vu la dame de trèfle? Elle a peut-être soif, la chère femme.

— La dame de trèfle? monsieur Jasper. Oh! elle boit assez. Elle est auprès de la cascade, et par le vent du nord comme aujourd'hui, elle est, bien sûr, noyée jusqu'à la collerette. C'est le grand serpent, là-bas, votre boa, comme vous l'appelez, qui a besoin. Il est grillé.

— Ah! c'est que le boa, vois-tu, ça aime la chaleur, Cunégond; c'est un animal d'Afrique.

— Je veux bien, monsieur Jasper, qu'il soit d'Afrique et qu'il aime le soleil, le serpent, quand il est de chair et d'os comme vous et moi; mais quand il a une queue de réséda et un ventre d'héliotrope.... »

En ce moment, la conversation du maître et du jardinier fut interrompue par deux coups de cloche tintés à l'angle du toit de la maison. A cet appel se joignit une voix féminine qui criait : « Euphème! Euphème !.... — Me voilà! me voilà! ma bonne amie, » répondit M. Jasper. Et abandonnant ses ustensiles, il gagna au pas de course la maison, et bientôt sa robe blanche, flottant à travers les ramures, disparut sous l'épaisseur du feuillage.

C'était en effet Madame Euphémie Jasper qui appelait M. Euphème Jasper. Euphémie n'était pas réellement le vocable de son baptême, mais par un doux sentiment d'assimilation, quand elle avait épousé M. Jasper, elle avait voulu, devant partager son nom et sa destinée, partager aussi son prénom en le féminisant. De là Euphémie.

Quand M. Jasper, doublement essoufflé de son travail et de sa course, arriva près de sa femme, celle-ci l'interpella doucement :

« Euphème, sais-tu où sont les enfants ?

— Les enfants ? dit M. Jasper, répétant machinalement les derniers mots qui avaient frappé son oreille.

— Eh oui ! les enfants ! d'où sors-tu ? Tes deux fils et mes deux filles : Prospero et Salluste, Sabine et Palombe.

— Prospero et Sabine, Salluste et Palombe ? répéta M. Jasper en intervertissant les noms et les ordonnant comme des titres de romans. Je ne sais pas, Euphémie ; j'arrosais la croix d'honneur, vois-tu... et je ne sais pas.

« — Mon Dieu, Euphème, ce n'est pas pour te gronder, mais ces enfants sont toujours à hu et à dia pendant que tu jardines. Je ne les ai pas vus depuis ce matin, je suis inquiète... et M. le curé qui vient d'arriver pour leur donner leur leçon... Il faudrait les trouver... Et puis Thornston te demande, il veut te parler.

— Bon ! alors je vais les chercher.

— Non, non, Euphème, tu retournerais à tes fleurs. Va parler à Thornston. C'est moi qui vais à la recherche de nos quatre chevaux échappés.

— Ah ! justement. A propos de chevaux, je me rappelle... je les ai vus gagnant la petite cour, Sabine et Palombe en amazones, Prospero et Salluste en bottes à éperons. Graff a sellé leurs quatre petites bêtes, et je parie qu'en ce moment ils font leur cavalerie dans le grand gazon vert.

— Alors je vais les appeler. Toi, va parler à Thornston. »

Pendant que la femme poursuit la cavalcade et que le mari gagne le salon où l'attend M. Thornston, son ingénieur, son bras droit, son caissier, son factotum, disons deux mots de M. et Mme Jasper.

CHAPITRE II.

M. ET MADAME JASPER.

M. Jasper était-il l'organisateur primitif du grand mouvement industriel qui s'agitait autour de lui et auquel il participait si peu?

Non. Jardinier par vocation et manufacturier par hérédité, il avait dû continuer l'œuvre ou plutôt la tentative ébauchée par son père; tentative timide qui n'avait eu d'autre résultat que de réduire à bien peu la succession Jasper. Euphème, d'invention bornée et d'initiative nulle, avait aggravé la situation. Veuf d'une première femme qui lui avait donné deux fils, Prospero et Salluste, il pensa, au moyen d'une nouvelle alliance, pouvoir sauver encore sa barque en perdition. Un industriel du voisinage, en détresse comme lui, étant venu à mourir, laissait une femme et deux filles aux prises avec les embarras d'une liquidation embrouillée. Jasper, en épousant la veuve, crut fondre deux établissements, réunir deux clientèles et doubler ses ressources. C'était faire un radeau de sauvetage avec deux épaves avariées. Il avait eu tort, et l'avenir allait le lui démontrer mathématiquement, quand un jour, à la porte de ses ateliers, vint se présenter un malheureux demandant à parler au maître.

C'était une espèce de mendiant, en blouse grise, roux de cheveux et de favoris, et cassant comme des noisettes, sous des dents longues et jaunes, un français compliqué de syllabes britanniques. Jasper l'accueillit, l'écouta. C'était aussi un naufragé. Il sollicitait une petite place sur le radeau. Thornston venait d'Angleterre; il y avait travaillé comme ouvrier quelque temps dans une grande usine; puis, petit à petit, l'homme s'était révélé; on avait vu peu à peu percer en lui l'inventeur, l'ingénieur, l'administrateur.

Les Anglais sont excellents juges des talents

de ce genre, mais ils ont aussi leurs petites passions, et à l'aspect de ce génie sournois qui se
trahissait de temps à autre, les camarades s'é-
taient inquiétés d'abord, irrités ensuite, et puis
coalisés. Enfin, la jalousie aidant, et par conta-
gion, les contre-maîtres, meneurs, chefs d'atelier,
toute la petite aristocratie du lieu s'était révol-
tée. Thornston était devenu une cause de désordre; il fut chassé comme indiscipliné. Peut-être
méritait-il son sort, en ce sens qu'il était déclassé,
et qu'il est plus difficile au talent subordonné de
taire des critiques judicieuses, qu'aux médiocri-
tés dominatrices de les écouter. Thornston partit,
erra, s'embarqua, voyagea, faisant pour vivre un
peu de tous métiers; en somme, misérable.

Un jour qu'il passait par Wassen et qu'il pous-
sait tristement devant lui sa méditation alourdie
par le sentiment d'une poche peu sonore, il vit
fumer un haut fourneau; petit feu, petit lieu, petite masure. C'était l'usine Jasper, fort peu de
chose alors; néanmoins, l'ouvrier disgracié sentit
son cœur battre; il regarda la rivière, inspecta
la plaine, étudia la situation, sonda le gisement,
et vint demander de l'ouvrage. Il l'obtint.

Ce fut une renaissance. Dix ans après, l'ouvrier, devenu directeur, avait transformé, créé, renouvelé, multiplié ; l'établissement avait pris tout son essor, des annexes avaient été construites sur de nouveaux modèles ; il y avait grand train d'ouvroirs, de chantiers et de forges, qu'un pont hardi reliait à la ville ; la rivière travaillait de toutes ses eaux, les procès étaient gagnés, les mauvaises créances devenaient bonnes, le déficit était comblé ; un chemin de fer, courant jusqu'à plusieurs lieues de là, facilitait les transports et les arrivages ; enfin, la villa du maître s'élevait, et sa caisse était pleine.

M. Jasper pouvait jardiner avec Cunégond.

Cependant les enfants avaient grandi, et grâce à la douce férule d'Euphémie, grâce aux leçons peu régulières du curé de Saint-Orthodoxe, ils avaient grandi dans l'indépendance émanée de la prairie voisine.

Ces quatre enfants vivaient ainsi dans toute la liberté fraternelle et champêtre, courant dans les parcs, ravageant les plates-bandes, chevauchant dans les gazons avec leurs petits quadrupèdes écossais, don précieux de Thornston qui, se complaisant dans son œuvre accomplie, et voyant sa fortune faite et due à ses efforts appréciés, à son mérite reconnu, à sa position conquise, mêlait, dans une même sollicitude, les héritiers et l'héritage.

Euphème et Euphémie étaient trop naïfs pour n'avoir pas rêvé de bonne heure, entre leurs enfants, une double union si naturellement indiquée du reste; il avait paru aussi simple à M. Jasper de faire, du brun Prospero, le mari de la brune Sabine, et du blond Salluste, l'époux de la blonde Palombe, que de représenter, au moyen des fleurs de ses parterres, des double-six ou des chapeaux tricornes.

Cette famille vivait ainsi unie dans un sentiment de cohésion si intime, que jamais l'idée d'une séparation n'avait pu germer dans la tête de M. Jasper. Quant à Madame Jasper, enfant du pays, on l'eût bien étonnée en lui affirmant que le soleil, qu'elle avait vu toute sa vie se lever au fond du petit bois qui fermait l'horizon du parc, et se coucher derrière le clocher de Saint-Orthodoxe, éclairait d'autres lieux que la petite ville, et d'autres mondes que son territoire.

Prospero avait dix-neuf ans, Sabine et Salluste dix-huit, Palombe seize.

C'était vers cette cavalcade, manœuvrant au galop dans le pré, que se hâtait Madame Jasper, pendant que son mari allait trouver M. Thornston.

CHAPITRE III

UNE RÉVOLUTION

La prairie dans laquelle évoluait le double
couple s'étendait le long de la rivière et formait
un magnifique hippodrome de gazon solide et
doux qui, sans gêner la course, pouvait atténuer
les chutes. C'était merveille, par un beau soleil
du matin, alors que la rosée tremblait encore à
la pointe fine des herbes, de voir paraître tout à
coup la jeune chevauchée.

D'abord on arrivait, chevaux en main, jusqu'à
l'entrée de la verte carrière ; là, Prospero prenait
délicatement le pied de Sabine, la hissait lestement en selle, et lui chaussait l'étrier, pendant
que Salluste accomplissait le même office auprès

de Palombe ; puis Sabine, en petit chapeau noir orné d'une plume bleue, une touffe de violettes au corsage, hommage du matin cueilli par Prospero, se rangeait à la droite de son cavalier ; Palombe, en plume blanche, portant à la ceinture un petit faisceau de boutons de roses blanches reçu de la main de son poursuivant respectif, venait prendre place à son tour dans le rang que fermait Salluste. Ainsi encadrées, les deux sœurs pouvaient s'abandonner à leurs fantaisies équestres. Par une attention délicate, à laquelle elles n'étaient pas étrangères, la cravache de Prospero et celle de Salluste étaient garnies, à la pomme, l'une, d'une faveur bleue, l'autre, d'une faveur blanche ; les petits coursiers eux-mêmes reproduisaient, dans leur harnachement, les deux nuances préférées, et tous ainsi, chevaux et cavaliers, semblaient porter chacun les couleurs de sa dame.

L'habitude, à vrai dire, et je ne sais aussi quel attrait idéal et secret, étaient pour beaucoup dans ces gracieux procédés, et la tradition, peut-être plus que le sentiment, inspirait ces formes **chevaleresques.**

Depuis longtemps les couples s'étaient ainsi formés, et les jeunes gens, voyant sourire leurs bons parents à ces essais de galanterie, avaient bien vite pénétré les profondeurs d'une pensée qui n'était pas toujours bien discrète.

Mais à leur âge et avec leur innocence, tout cela n'était souvent qu'un jeu qui dégénérait en véritable enfantillage. Souvent une plaisanterie, suivie d'une chaude querelle, modifiait singulièrement les rapports.

Un coup imprévu, appliqué par Salluste sur la croupe de la monture de Palombe, était rudement vengé par celle-ci sur le dos même de l'agresseur; Sabine, à son tour, ne se privait point de faire-sauter parfois, du bout de sa cravache, la toque de l'inoffensif Prospero; et puis alors, c'était fuite et poursuite des deux côtés, et la galanterie méconnue disparaissait avec les cavaliers.

On se réconciliait pourtant, mais comme des écoliers, plutôt par lassitude que par élan du cœur. On inventait des jeux nouveaux; lorsque la cavalcade avait assez longtemps représenté des scènes de chevaliers errants à la recherche

de leurs dames, on reformait le rang et on simu-
lait, comme sur un champ de bataille, le spectacle d'une charge de cavalerie. L'on partait tous
quatre à la fois ; les petits écossais bondissaient
sous l'éperon ; une poussière humide, soulevée
par leurs pieds, enveloppait de son brouillard le
tourbillon fuyant ; puis, arrivés au fond de la
prairie, le jeu se variait encore ; c'était la course,
le steeple-chase irrésistible ; au signal donné,
fossés, ruisseaux, barrières, obstacles de toute
sorte étaient franchis à toute bride ; dans l'impé-
tuosité des vanités enfantines, le groupe pelo-
tonné se précipitait, selle à selle, botte à botte,
les plumes se touchaient, les toques s'envolaient,
les cravaches se dressaient, et gare au dernier
arrivé au bout de la carrière, l'épigramme, les
mots piquants et les rires impitoyables ne man-
quaient pas pour l'accueillir. Des accidents, il y
en avait sans doute : l'on tombait quelquefois,
mais l'on n'en disait rien.

Cependant un changement avait eu lieu dans
ces folles allures depuis quelque temps ; l'on était
devenu plus sérieux. Sabine n'agaçait plus Prospero, et Salluste ménageait Palombe. Était-ce

coquetterie naïve ou badinage? Depuis plusieurs jours, c'était à Salluste que Sabine réservait le privilége de ses défis, et Palombe, en retour, laissant s'éloigner sa sœur chaudement poursuivie de Salluste, par un accord tacite avec Prospero, changeait la course en lente promenade; bientôt ils mettaient pied à terre, et le bras sous le bras, la bride flottante des chevaux nonchalamment passée au coude, le couple revenait à pied le long de la rivière.

C'est ainsi que les choses s'étaient passées la veille du jour où s'ouvre notre histoire, et le soir même, quand les deux frères furent retirés dans leur petite chambre située dans un corps de logis qui, en retraite sur la façade principale, formait du côté de la cour l'aile droite de la maison, Salluste, tout en bâillant, et comme par hasard, avait dit à Prospero :

« As-tu remarqué comme ce soir Sabine était singulière ?

— Singulière?... comme à l'ordinaire.

— Non, pas comme à l'ordinaire; je ne lui ai point dit adieu, et elle ne s'en est pas seulement aperçue.

— Bon ! et moi ? dit Prospero, je lui ai fait plusieurs adieux, et elle ne s'en est pas aperçue davantage... Bah ! nous n'en dormirons pas moins bien.

— La lumière de ces belles dames est-elle éteinte ? Regarde donc.

— Eh ! regarde toi-même, que m'importe ? »

Ce disant, Prospero, cependant, s'approchait de la fenêtre, écartait le rideau, dirigeait son regard vers l'aile qui faisait face et où brillait encore une lumière éclipsée, d'instant en instant, par le va-et-vient des habitantes.

En ce moment, et comme à un signal, le rideau correspondant s'entr'ouvrit à son tour, et une tête blonde, appliquée au centre de la vitre, se pencha, fit un signe et disparut.

Prospero revint et parcourut la chambre en se frottant les mains.

« Si Sabine est maussade, dit-il, elle a peut-être une raison pour cela que Palombe pourrait bien te dire. Que ne la lui demandes-tu ?

— A Palombe ! dit Salluste ; à cette petite poupée !... autant s'adresser à Cunégond !... Elle me dirait qu'elle ne sait pas.... comme toujours.

— Ah ! voilà ton opinion sur elle?

— Je ne la dissimule pas.

— Ce n'est pas la dissimulation que je te reproche, et pourtant, si d'après certaines conven-
tions que tu sais, tu dois être un jour... Monsieur
Palombe, tu ferais mieux de te taire... ou de parler plus haut.

— Parler à qui?... de quoi?... N'ai-je pas
toute ma liberté ?... ai-je pris quelque engage-
ment ? M'a-t-on jamais directement informé de
cette prétendue convention? Tiens, je vais te la
dire, moi, cette convention. Mon père et maman Euphémie, que je respecte et que j'aime,
certes, mais qui trouvent que tout va bien pourvu
que nous soyons toujours blottis dans le coin de
leur cheminée, ont jugé à propos de nous traiter
comme du bois de chauffage, et nous sommes
deux bûches attendant le moment qu'on les mette
au feu.

— Que veux-tu dire avec ta parabole et tes
bûches? Parle clair. Palombe te déplaît-elle ?

— Heu! non, reprit Salluste ; Palombe, telle
qu'elle est, ne me déplaît pas ; mais telle qu'elle
sera... ce serait une excellente sœur.

— Comme Sabine, dit Prospero.

— Oh ! Sabine, c'est autre chose.

— Eh ! mon Dieu, non, pas autre chose. »

Ici les deux frères se regardèrent. Un soupir d'étonnement et d'espoir sortit de la poitrine de Salluste comme la fumée d'un volcan qui va s'allumer.

« Est-ce vrai ? » dit-il.

Prospero lui tendit la main, Salluste se jeta à son cou : le volcan faisait éruption.

« Tu n'aimes donc pas Sabine ? dit le frère cadet.

— Et toi, tu me cèdes donc Palombe ? dit l'aîné. »

Après un instant de silence, Prospero, qui s'était approché de la fenêtre, s'écria :

« Allons, Salluste, viens dire adieu à Sabine. »

Une tête de femme en effet paraissait à l'angle de la fenêtre encore éclairée de l'aile gauche. Salluste prit la place de Prospero, et la petite tête s'inclina, fit un signe amical ; elle était brune cette fois.

« Comme tu avais tort, dit Prospero, d'accuser nos pauvres parents.

— Ah ! répondit Salluste, c'était, comme dit M. le curé, une précaution oratoire. »

Pendant ce temps-là, voilà ce qui se passait autour de la lampe de Sabine et de Palombe, dans la chambre de l'aile gauche. Ces demoiselles procédaient à leur toilette de nuit, Sabine prestement et en chantonnant, Palombe lentement et en rêvant. Tout à coup, Sabine prit la parole :

« Eh bien ! mademoiselle Blondine, vous êtes bien sombre maintenant. A quoi pensez-vous ? Vous étiez pourtant gaie comme une petite alouette ce soir au salon.

— Je suis fâchée de ne pouvoir te faire le même compliment, Sabine, car tu étais triste, je ne dirai pas comme ton bonnet de nuit qui te va si bien, mais comme le mien, si tu veux.

— A la bonne heure, vous vous éveillez, Blondinette.

— Non, je dors et je songe... je songe que ma sœur a parfois de mauvaises heures où elle cherche à rendre malheureux ses entours.

2.

— Joli! ses entours!... Et quels sont, s'il vous plaît, ces malheureux entours qui se plaignent?

— Ils ne se plaignent pas. Ils souffrent et se taisent.

— Pauvres entours! »

Il se fit un moment de silence pendant lequel on n'entendit que le froufrou des robes de soie qu'on désordonnait.

Palombe reprit brusquement :

« Voyons, que t'ont-ils donc fait, nos deux chevaliers? Pourquoi ne pas répondre aux adieux de Prospero, et surtout de ce pauvre Salluste?

— Bon! les voilà, les entours! je les ai donc bien cruellement traités! Prospero n'avait pas l'air pourtant d'un martyr, cela devrait me suffire et à toi aussi. Quant à Salluste, que ne l'as-tu consolé? comme c'était ton droit et ton devoir.

— Mon Dieu! dit naïvement Palombe, *j'y ai bien tâché, mais....*

— Oui, vous avez même *tâché* de les réconforter tous deux, Prospero surtout. Vous êtes l'ange de la consolation : les anges sont blonds.

— Et les diables, noirs. Tiens, Sabine, sais-tu que tu es décidément une coquette.

— Oui-dà! comment le savez-vous, mignonne? Est-ce Prospero qui vous l'a dit... en confidence?

— Peut-être.

— Et c'est comme cela que vous gardez ses secrets? D'ailleurs, sache-le bien, ange blond, on est coquette en consolant aussi bien qu'en persécutant.

— Est-ce un reproche?

— Non pas, et vous avez bien fait, sans le savoir. Quant à moi, j'ai agi à bon escient.

— Gracieux! Tourmentez, persécutez, assassinez! A votre aise, mademoiselle.

— Mon Dieu, oui; la nuit, ou du moins, le soir, maison habitée, préméditation, toutes les circonstances aggravantes.

— Enfin où veux-tu en venir avec tes humeurs?

— Dis-moi, Palombe, te souviens-tu de cette soirée où nous jouâmes des charades avec Salluste et Prospero? Tu faisais la servante d'auberge; eux, ils étaient deux voyageurs qui demandaient à dîner. Que t'a répondu Prospero quand tu as dit, fort gentiment, ma foi ! « Que « faut-il servir à ces Messieurs? »

— Il m'a répondu : « Un baiser. » A quoi j'ai réparti : « Ah ! Monsieur, c'est le plat de dou-« ceur; nous verrons plus tard. » Ce qui a fait rire papa et maman.

— Fort bien. Et puis ?

— Et puis...

— Allons donc ! Et puis, plus tard, Palombe, vous avez mis une assiette blanche devant le voyageur Prospero, et vous avez ajouté en tendant votre joue : « Voilà le plat de douceur, « Monsieur. » Et il vous a embrassée.

— Eh bien ! où est le mal? C'était une charade.

— En action !

— En action? enfin, une charade.

— J'en sais le mot.

— Enfin, une charade avec un frère....

— Hum ! hum ! Blondinette, pour un frère, voilà bien des façons.

— Sabine, que veux-tu dire ? tu as remarqué... tu m'en veux ?

— J'ai remarqué... et je ne t'en veux pas.

Tiens, continua-t-elle, je n'ai plus sommeil, et tu parais fort éveillée. Si nous consultions un peu les cartes ? »

Tout en parlant, Sabine avait pris un jeu de cartes dans un tiroir, l'avait déposé sur la table, faisait asseoir sa sœur en face d'elle, et répétait en tirant plusieurs cartes de suite : « Rien, rien, rien encore... Ah ! voilà la dame de cœur, la dame blonde, Blondine, Blondinette. Puis vient la dame de pique, la brune, la brunette. Maintenant, à qui allons-nous marier ces deux belles ? Je vais tirer pour toi. Au premier roi. Je parie pour..... Eh bien ! où vas-tu donc ? »

Était-ce pour cacher un petit embarras ou pour tout autre dessein que Palombe, en ce moment, s'approchait de la fenêtre ? Sabine voulut le savoir.

« Qu'as-tu donc été regarder ? dit-elle.

— Rien... je suis allée jeter un coup d'œil à la brune.

— A la brune ! vous voulez dire au brun, Blondinette ; vous vous trompez de genre. »

Au même instant elle éclata de rire, et jetant le roi de pique auprès de la dame de cœur qui

était devant Palombe et qui la représentait, elle
se mit à chanter sur l'air un peu modifié *Les
canards l'ont bien passé :*

> « N'allez pas courir le monde ;
> « Le chemin n'est pas si long.
> « Le brun sera pour la blonde,
> « Et la brune pour le blond. »

— Mon Dieu, Sabine, que fais-tu ?

— Rien… je joue.

— Que dis-tu ?

— Rien… je chante. »

Puis Palombe, rougissante et souriante, s'é-
cria :

« Oh ! Sabine, que tu es gentille !

— Gentille ? nous allons savoir cela tout à
l'heure. Tiens, dit-elle, en montrant la pendule,
nous le saurons dans dix minutes.

« Vois-tu, Blondine, on peut rester quinze
ans, vingt ans ensemble sans se connaître, sans
s'aimer, sans se choisir. Tu m'entends. Pendant ce temps l'on unit au hasard le brun à la
brune, le blond à la blonde. Nous nous laissons
faire, nous nous laissons engager innocemment,

puis un beau jour, tout change ou plutôt se dé-
termine dans le cœur. On s'est trompé; tout peut
bien se réparer encore. Mais comment se le dire?
Voilà le terrible. Alors un peu de froideur calcu-
lée à propos irrite un des chevaliers et le force à
expliquer à l'autre comme quoi

« Le brun sera pour la blonde,
« Et la brune pour le blond.

« Et il faut bien dix minutes pour cette explication.

— Oh! s'écria Palombe, tu vas faire notre
bonheur à tous, et tu es charmante.

— Charmante? dit Sabine. Au fait, les dix minutes sont écoulées. Voyons si je suis en effet
charmante. »

Puis gagnant la fenêtre :

« Oui, oui, ma foi! voilà mon blondin qui me
l'affirme. Bonne nuit, mon roi de cœur, » dit-elle.

Après quoi les deux sœurs s'embrassèrent et la
lampe s'éteignit.

CHAPITRE IV

M. THORNSTON.

Tel était l'état des choses quand Madame Jasper arriva le lendemain, appelant de loin les quatre enfants dans la prairie.

Contre leur ordinaire, ils étaient groupés dans l'angle de la prairie le plus éloigné de la maison, au point où la rivière et le bois se rencontrant, terminaient le champ de leurs ébats. Ils étaient debout et parlaient avec animation. Non loin d'eux, les chevaux, attachés tous quatre au même piquet, semblaient se regarder et être aussi en grande conférence comme leurs maîtres.

Quand Madame Jasper fut assez près, elle put entendre la voix de Sabine, qui paraissait clore l'entretien par ces mots :

« Et maintenant, un second serment. Jurons la discrétion la plus absolue.

— Nous le jurons! C'est juré! » s'écrièrent-ils tous ensemble.

Et quatre mains, pressées dans une unique étreinte, consacrèrent les paroles données.

« Fi! que c'est vilain de jurer, dit Madame Jasper en arrivant. Il ne s'agit plus maintenant de faire ici vos phénomènes. M. le curé vous attend.

— En selle! en selle! cria la bande interrompue. Maman Euphémie, nous serons à la maison avant vous. »

En quatre bonds, les coursiers furent enfourchés, et au triple galop on regagna le logis.

« Quelle jolie couvée! dit Madame Jasper en les regardant courir. Dieu nous les garde toujours ainsi! »

Cependant, M. Jasper était entré au salon pour y rejoindre Thornston qui l'attendait. M. Thornston était grave; ses cheveux et ses favoris roux, pleins de limaille, étaient plus hérissés que de coutume, et sa veste de gros drap fauve, qui lui descendait à mi-corps, ne faisait pas un pli.

Pendant que la main noire et métallique de l'industriel serrait la main jaune et terreuse du jardinier, celui-ci, soupçonnant que l'affaire allait être sérieuse, voulut s'en assurer. Le moyen était facile, grâce à la manie de Thornston, qui, dans l'exercice de ses fonctions, ne transigeait jamais avec le cérémonial, cérémonial qu'il oubliait volontiers dans la vie familière.

« Eh bien! mon bon Thornston, commença Jasper. Qu'as-tu à me dire?

— Tutoyez pas, » dit Thornston.

M. Jasper était fixé.

« Ah! dit-il, alors, asseyons-nous. »

Puis il tira son mouchoir et sa tabatière pour se faire une contenance.

« Je venais.... » reprit Thornston.

Mais il s'arrêta comme épouvanté devant le sujet qu'il allait aborder.

« Mon Dieu! qu'est-il arrivé? dit Jasper, effrayé à son tour. Mon cher monsieur Thornston, parlez vite, ne me faites pas souffrir comme cela. Avez-vous besoin d'argent? Voulez-vous la clef de ma caisse? Prenez dans mon gousset. Voulez-vous....

— Je ne voulais pas, dit Thornston.

— Qu’est-il arrivé? mon Dieu! qu’est-il arrivé? Est-ce un accident?

— Oh! rien. Gigois le forgeron, seulement, a écrasé sa main.

— Eh bien! monsieur Thornston, a-t-on fait venir le chirurgien? Lui faudrait-il de l’argent?

— Il ne faudrait pas. Il est pansé, et les jours de paye, il recevra comme les autres.

— Bien, bien. Mais alors, qu’est-ce qu’il y a donc? Qu’avez-vous à me dire? »

Thornston se leva, se promena quelque temps dans le salon, puis s’arrêta tout à coup devant Jasper.

« Oh! voilà!... Je voulais vous demander....

— Quoi? mon Dieu! S’il s’agissait de me demander la main de mes filles, vous ne seriez pas plus hésitant, plus embarrassé, mon cher Thornston.

— Je suis marié, dit Thornston.

— Vous êtes marié! Thornston, je l’ignorais. Marié! et comment? depuis quand? avec qui?

— Avec votre manufacture, dit Thornston.

— Ah! bon! mon cher Thornston, tu plaisantes. Allons, tant mieux! Mais j'allais m'inquiéter tout de bon, sais-tu?

— Tutoyez pas, dit Thornston.

— Diable! diable! mais alors, quoi? Est-ce quelque faillite, quelque mauvaise nouvelle survenue?

— Il n'y a point de survenue.

— Mais alors, mon bon monsieur Thornston, expliquez-vous.

— Oh! voilà, reprit Thornston avec un effort. Les enfants, les fils sont trop grands pour l'oisiveté. Il faut qu'ils voyagent pour leur instruction. Faites-les partir tous les deux.

— Quoi! partir! Prospero....

— Tous les deux.

— Partir! Prospero! Salluste! y pensez-vous, Thornston? Les éloigner! eux qui nous aiment tant. Vous croyez que nous pourrions.... qu'il faut....

— Il faut.

— Mais songez donc....

— J'ai songé. Je les aime autant que vous. Et c'est pour cela, pour leur bien qu'il faut. Vous ne pensez pas, monsieur Jasper, que ce soit par indifférence ou méchanceté que je dis *il faut.* Vous ne pensez pas....

— Mon Dieu! dit Jasper, vous savez bien que je ne pense rien contre vous, Thornston. Je ne pense rien, jamais, jamais.... Mais songez-y donc, que vais-je faire sans mes enfants? sans mon Prospero, sans mon Salluste?

— Ils étaient mon Prospero et mon Salluste aussi, et c'est pour cela que j'ai demandé le voyage. Comprenez-vous? D'ailleurs, pour les jeunes misses aussi. Il faut qu'ils partent, pas elles, mais eux. Pour les convenances, comprenez-vous?

— Oui, mon bon Thornston, reprit Jasper, comme écrasé sous le coup. Oui, je comprends.... Qu'ils partent.... pour les convenances. Mais enfin.... quand? Dans un an?

— Non.

— Dans six mois?

— Non.

— Dans quinze jours?

— Tout de suite.

— Ah! mon Dieu! mon bon Thornston, mais c'est donc bien pressé? bien sérieux? bien certain? Je pensais....

— Je pensais aussi.

— Ah! dit M. Jasper en fondant en larmes. Et cette pauvre Sabine? et Palombe? et Euphémie? et moi? et tous? qu'allons-nous devenir? Comment leur dire et comment vivre sans eux? »

Et M. Jasper cachait sa tête dans ses mains avec un désespoir si profond, si naïvement exprimé, que Thornston eut lui-même un moment de faiblesse. Ses yeux s'humectèrent, il saisit une main de Jasper, qui, s'apercevant de l'état de son bourreau, se hâta d'en profiter.

« Qu'allons-nous devenir tous? Et toi-même, toi, mon bon Thornston, toi qui les aimes tant? (Et l'émotion de Thornston croissant, Jasper insistait davantage.) Tu sais aussi combien ils t'aiment, eux. Tu te les rappelles, tout petits, quand ils escaladaient le dossier de ta chaise pour atteindre ton visage et pour t'embrasser. »

Thornston se sentait faiblir. Il n'osait plus

parler, de peur que sa voix ne le trahît. Néanmoins, il parvint à se raffermir.

« Tutoyez pas, » dit-il.

M. Jasper comprenant qu'il n'avait plus d'autre ressource que dans les difficultés présentées naturellement par un départ si subit, s'y accrocha.

« Mais encore, ils ne peuvent partir seuls, ces deux petits. Il faudrait quelqu'un pour les accompagner, les diriger. Si nous avions pu prévoir....

— Je prévoyais, moi.

— Puis il faudra de l'argent....

— Il faudra.... Donnez la clef. »

M. Jasper donna la clef de sa caisse à Thornston, qui pivota sur ses talons et disparut, tout tremblant, lui aussi, de sa fermeté.

Et M. Jasper resta seul, abîmé dans sa douleur.

En ce moment, Madame Jasper apparut.

— Les voilà! Euphème, les voilà! nos petits coureurs, dit-elle en entrant. Ils se sont bien amusés, et maintenant, ils vont bien travailler pour rendre leur père bien heureux, pour faire....

— Pour faire leur malle, » dit Euphème en tendant les bras à Euphémie.

Et alors eut lieu, entre les époux, une longue explication, Dieu sait comment !

CHAPITRE V

JOSEPH INGLORIUS ET JUSTIN PELLAGRU.

Il y avait dàns Wassen, derrière l'église de
Saint-Orthodoxe, c'est-à-dire du côté opposé à la
rivière et donnant daus la Grand'-Rue, une mauvaise petite ruelle si étroite, que deux gros ven-
tres n'auraient pu s'y rencontrer, et qu'il eût
fallu nécessairement que l'un des deux, le plus
agile, faisant des concessions à la circonstance,
reculât comme une charrette en présence d'un
tombereau, et cédât la place au plus alourdi. Au
fond, au point où elle se terminait, la ruelle s'ouvrait sur des prés arrosés d'un petit canal, léger
tribut que la rivière, au moyen d'une saignée,
payait au côté gauche de la ville. Les toits se

rapprochaient tellement qu'ils se touchaient presque, ne laissant voir qu'une bande de ciel dans toute la longueur de cet étroit passage. Les fenêtres s'y regardaient de si près, qu'un priseur aurait pu facilement, d'un côté de la rue à l'autre, puiser dans la tabatière de son voisin d'en face.

Une maison se cambrait sur le bord du ruisseau, au coin de cette ruelle ; elle était fort basse, fort délabrée, sans rez-de-chaussée, mais tendant, sur le bord du quai irrégulier, une galerie et un escalier de bois gracieusement ouvragés.

Dans cette maison, devenue l'objet familier des commérages des laveuses battant leur linge aux pentes du canal, vivaient deux personnages mystérieux.

Étaient-ce deux parents, deux amis, deux égaux ? Y avait-il entre eux la distinction sociale qui sépare le maître du domestique ? On l'ignorait. On savait seulement que l'un, pâle de teint et doux de visage, se nommait M. Joseph, dit Inglorius, et que l'autre, d'un aspect plus sévère, n'était connu que sous le nom de M. Justin. Au demeurant, tous deux étaient de même taille et de même corpulence ; ils ne recevaient personne,

alternaient leurs sorties, ne faisaient point de
bruit, et portaient tour à tour des vêtements si
semblables, qu'ils étaient violemment soupçonnés
de n'avoir qu'une seule garde-robe pour eux
deux.

On racontait beaucoup de choses sur ces deux
hommes qu'on nommait les deux conspirateurs,
justement parce qu'on n'avait rien à en dire, tant
la curiosité, comme la coquetterie dont elle est
peut-être le principe (ce qui expliquerait pourquoi l'une et l'autre sont surtout du domaine fé-
minin), tant la curiosité s'irrite du mystère et
s'exaspère de l'impassibilité.

Donc le bruit des battoirs aidant les commentaires, et les coulisses des grands linges blancs
perchés sur leurs séchoirs facilitant les observa-
tions, on parlait beaucoup, au bord de ce petit
rivage, de la maison suspecte et de ses habitants.
Des contes fantastiques des laveuses nous n'en
dirons rien. L'histoire, la voilà :

Joseph était fils d'un ancien négociant, M. Van-
dryk, qui, après de longues luttes et ayant perdu
en travaillant une fortune importante, avait fini
par se retirer à la campagne, vivant d'une petite

rente consentie par son frère, Vandryck cadet. Celui-ci, habitant d'une grande ville, plus heureux que son aîné, avait conservé et même augmenté son avoir dans une économique oisiveté. Joseph, qui, plus tard, se surnomma lui-même Inglorius, n'avait, il faut bien le dire, qu'un état civil irrégulier. Au moment des malheurs et dans une conférence secrète, le négociant ruiné l'avait présenté tout jeune à son frère, qui, mettant la main sur la tête de l'innocent, avait dit : « Nous verrons. » Ce mot de circonstance, spécieux et n'engageant à rien, assurait d'autant moins l'avenir que, depuis quelques mois, le riche et vieux garçon, s'ennuyant dans son intérieur opulent et vide, avait choisi comme enfant adoptif une petite fille de naissance indécise, et lui avait constitué une véritable royauté dans son cœur de célibataire.

Laurette, âgée de six ans environ, était espiègle, ardente, mignonne, courant partout, touchant à tout, dérangeant tout. Elle remplissait tellement la maison des éclats de son rire et du bruit de ses pas et de son babillage, que le riche blasé, maintenant charmé, guéri, conquis par les effets de cette verve enfantine, en idolâtrait la cause.

Laurette grandissant, il fallut lui donner une gouvernante. Longue fut l'hésitation du vieux célibataire, et non moins longue sa recherche en présence de ce nouveau devoir imposé à sa paternité improvisée. Quoi ! introduire une femme dans cette maison de l'indépendance et du laisser-aller, où l'on se couchait le jour, où l'on se levait la nuit, où l'on mangeait à toute heure, sans régularité ni mesure, où l'on fumait partout !... Il fallait rencontrer une individualité féminine ni jeune ni vieille, ni belle ni laide, tout à la fois instruite et ignorante, clairvoyante et bornée, insignifiante et caractérisée, ferme et pourtant sans volonté. Janus femelle à deux visages, présentant sans cesse la face respectable à l'enfant, la face obséquieuse au maître.

On la trouva. Une organisation privilégiée, moitié folle et moitié sage, intrigante et naïve, fut présentée à M. Vandryck cadet. C'était une grande femme de trente à quarante ans, avec de grands yeux profonds et spirituels, une grande bouche aux lèvres épaisses et moustachues d'où sortait une voix douce comme le son d'une cloche voilée. Madame Anna avait une allure de reine, des mains aristocratiques et des pieds de tambour-major. Elle plut et fut agréée.

Pendant les six premiers mois qui suivirent son introduction dans cette demeure, elle vécut comme un fantôme, parlant beaucoup, mais bas, avec l'enfant; silencieuse avec le père. Elle semblait trouver autour d'elle une atmosphère mystérieuse; elle avait l'air d'une confidence en robe de soie. Peu à peu son influence s'établit, l'ordre et la régularité pénétrèrent dans les habitudes du célibataire vieillissant, et s'en emparèrent. Un an ne s'était pas écoulé qu'il était discipliné; il craignait le froid, les rhumes, les frissons, les vents coulis. Des mains souples et vigilantes fermaient sans bruit les portes autour de lui; des bourrelets garnissaient ses fenêtres qui ne s'ouvraient qu'au midi, les jours de soleil. Son jardin, plein de fleurs rares et cultivées avec soin, ne le voyait se promener qu'appuyé sur le bras de Madame Anna, dans des allées sablées et ratissées du matin au soir.

Enveloppé dans la mollesse de cette vie ouatée, Vandryck cadet s'énerva; il ne songea plus qu'à faire songer à lui; le dorlotage envahit tout. Bientôt le mouvement incessant et les cris joyeux de Laurette l'importunèrent. Laurette fut mise au couvent, Madame Anna resta au logis.

Ce fut alors qu'on apprit la mort de l'ancien négociant. Celui-ci laissait Joseph seul dans la retraite champêtre que la petite rente faite par son bienfaiteur lui avait ménagée. Un domestique était auprès de lui, jeune encore et paraissant dévoué. Il fallut prendre une détermination à l'égard de cet adolescent; Madame Anna le fit venir, le vit, causa avec lui, lui permit d'errer tout un jour autour de la robe de chambre de son oncle; puis, comme elle avait renfermé Laurette au couvent, elle consigna Joseph au collége.

Quant au domestique Justin, elle lui loua un petit appartement dans un quartier retiré de la ville, le chargea de veiller aux intérêts de son jeune maître, et comme il était adroit de ses mains et un peu musicien, elle le mit en rapport avec des facteurs d'instruments et l'établit luthier en chambre.

Justin venait de temps en temps rendre compte

de sa tutelle à Madame Anna en présence du vieux Vandryck qui ne s'en souciait guère. Allongé dans son fauteuil, emmitouflé dans sa houppelande, humant une pipe séculaire, les deux pieds sur ses chenets, il attendait impatiemment que le fâcheux fût parti pour se laisser aller à l'engourdissement que lui produisaient à double effet la fumée de son tabac et le chuchotement continu de la voix de sa ménagère.

Ce qui est prévu arriva. Un jour, Vandryck sortit de sa robe de chambre pour entrer dans son habit noir, de sa maison pour aller au temple. Il revint marié, et Madame Anna, devenue Madame Vandryck, sut si bien conserver à son mari les habitudes qu'elle lui avait fait prendre à la fin de son célibat, qu'il s'aperçut à peine de la formalité, effroi de toute sa vie, qui venait de modifier son état civil. Pour conclure d'un seul coup avec toute affaire, il fit un testament par lequel, réservant sa petite rente à Joseph, il partageait toute sa fortune, douze cent mille livres, entre Laurette et Madame Anna. Arrivée à ce sommet, cette dernière continua son manége endormant; elle berçait, la tête sous l'aile, ce vieil oison

qui crevait de soins et de santé et se disait mourant.

Justin venait toujours de mois en mois chez
Madame Anna, qui allait à son tour parfois le visiter ; leurs allures avaient quelque chose de
mystérieux ; l'une, par l'effet de sa nature même,
l'autre, par suite des intérêts considérables dont
il se croyait chargé. Il se voyait dans l'avenir intendant d'un grand héritage qu'il gérerait pour
son pupille. Peut-être aussi avait-il d'autres projets dont lui-même ne connaissait pas toute la
portée ; peut-être quelque espoir, qu'il n'entrevoyait que vaguement, augmentait-il encore les
façons déjà ténébreuses du luthier.

On le voyait souvent se glisser fort tard, la
nuit, dans son faubourg perdu, comme un clo-
porte sous sa pierre, portant dans les plis d'un
ample manteau des papiers ou des paquets de
forme volumineuse, qui pouvaient bien être des
outils, bois, cordes et ustensiles de son métier.

Insensiblement, et pendant que le vieux marié
s'engloutissait de plus en plus dans la torpeur, le
caractère de Madame Anna s'estompait davan-

tage. Quoique toujours attentive et vigilante autour de son époux, elle faisait cependant de plus fréquentes absences. On la voyait souvent aux églises où elle multipliait les discrètes aumônes; sa voix, comme une cloche lointaine, avait pris des tonalités plus douces et plus étranges; ses yeux s'agrandissaient, un reflet de singulière beauté en sortait qui s'étendait sur son visage; son teint pourtant se glaçait de nuances fauves, parfois elle restait longtemps silencieuse; de la main elle balayait son front comme pour en chasser des nuages. Il se faisait dans son âme une lutte dont la houle de son corsage traduisait l'agitation, et quand son mari lui disait d'un air paterne :

« Eh bien! ma bonne, tu ne me dis rien? »

Elle répondait :

« Voilà! » comme une soubrette au tintement de la sonnette de sa maîtresse, et entreprenait un de ces longs discours murmurés, cadencés et flottants, sur le timbre assoupi de cette voix qui, pleine de prestiges, agissait sur les nerfs du fumeur comme par l'opération d'un charme.

Justin faisait encore quelques apparitions chez Madame Anna ; il se passait entre eux des scènes bizarres dont eux seuls sans doute avaient la clef. Un jour qu'enfermée dans sa chambre et occupée à sa toilette elle avait appris la visite de Justin, elle le reçut, s'entretint un instant avec lui de choses indifférentes, et sans parler de Joseph dont elle ne prononçait jamais le nom, demanda à Justin des nouvelles de sa santé, prit un peignoir, s'assit devant sa glace, arracha son peigne d'écaille, et lui dit brusquement :

« Coiffez-moi ! »

Le luthier, habitué sans doute à ces humeurs, sans s'étonner, sans s'émouvoir, avec ce parfum d'élégance et de fatuité particulier aux garçons coiffeurs, laissa s'épandre sur les épaules de la dame toute la noire chevelure, la caressa, la fit longuement rouler en anneaux autour de ses doigts, puis lissa, lustra, onda, crêpa, natta, partagea avec amour, selon les caprices de son industrie, ces boucles parfumées, et pendant son travail, il répondait gracieusement aux interpellations de la belle.

« Justin.... est-il heureux ? disait-elle.

« — Comment peut-il en être autrement, Madame? répondait Justin.

— Sait-il combien je pense à lui? comme je m'occupe de lui? pense-t-il à moi? J'avais promis de ne pas le revoir, mais je n'ai pu tenir ma parole. Ai-je mal fait?

— Non, sans doute, reprenait Justin. Il y a des sentiments supérieurs à toutes les promesses.

— Justin, regardez-moi. Me trouverait-il belle? »

Puis elle s'interrompait.

« Taisez-vous, ne me dites rien. Ne me répondez pas. J'ai juré. Je ne devrais plus vous recevoir, Justin.... Allez-vous-en, j'irai vous visiter, et nous reparlerons de tout. Allez-vous-en, vous êtes un honnête homme. »

Puis elle le congédia, non sans que Justin eût galamment baisé la main qu'elle lui tendait.

Tels étaient les étranges rapports qui existaient entre ces deux personnages, rapports d'une nature indéfinie, mais qui devaient avoir quelque part leur explication. Cependant ces scènes, souvent renouvelées, tantôt sous un prétexte, tantôt sous un autre, exaltaient graduellement l'esprit

de Madame Anna, et prenaient déjà le caractère
d'une maladie mentale. Les domestiques de
M. Vandryck commençaient à s'en apercevoir;
l'office en faisait l'objet assidu de ses conversa-
tions. C'était, disait-on, le remords qui tourmen-
tait Madame ; elle se souvenait de Laurette
qu'elle avait éloignée, de Joseph qu'elle avait
dépouillé, car on flairait de près la question des
intérêts; et les appétits de l'argent développent si
bien l'intelligence de la finesse et de la ruse, que
l'esprit le moins cultivé acquiert en ce point toute
l'habileté d'un juge d'instruction.

M. Vandryck lui-même, inquiet depuis quelque temps, baissait à vue d'œil. L'éclat du regard de Madame Anna et sa voix formidablement
suave, et pour ainsi dire nerveuse, excitaient parfois en lui un trouble qui allait jusqu'à l'effroi.
Justin, qui, surpris et entrevu de loin en loin dans
l'encoignure de quelque porte ou derrière quelque
rideau, s'échappait avec des allures furtives, lui
devenait presque odieux, sans qu'il pût s'expliquer la cause de cette répugnance.

Un soir, qu'après deux ou trois heures pendant
lesquelles il n'avait pu triompher du silence opi-

niâtre de sa femme, il s'était retiré chez lui, il ouvrit une petite table à secret, et se sentant plus
lucide et par conséquent plus sombre que de coutume, il écrivit un nouveau testament qu'il data
avec soin, testament par lequel il remettait tout
en ordre, laissant sa fortune aux deux enfants,
Laurette et Joseph, et n'assignant plus à sa
femme que la petite rente jusqu'alors réservée au
fils de son frère. Comme il finissait d'apposer sa
signature au bas de la page, il entendit derrière
lui comme un petit souffle, la flamme de sa bougie vacilla. Se retourner vivement, rejeter le papier dans le tiroir secret, le fermer et se préci-
piter à la porte dont la serrure, comme un œil
ouvert, semblait le regarder, ce ne fut qu'un
instant. Mais, la porte ouverte, il ne vit rien et
ne put rien découvrir en parcourant la pièce
voisine, quoiqu'il crût sentir encore la vague et
fraîche sensation que produit l'air récemment
agité par le sillage d'un corps rapide. Il pensa
que le geste par lequel il avait vivement ouvert
la porte était seul cause de cette agitation, et
rentrant un peu ému, il but une gorgée d'un
verre d'eau sucrée préparée chaque soir par son

attentive moitié, se coucha, et dit en s'étendant :
« Je crois que je vais bien dormir. » Il ne se réveilla pas. Le lendemain on le trouvait mort dans
son lit.

Ce fut un grand événement. L'état de Madame
Anna, dont la tête était visiblement troublée depuis quelques mois, devint manifeste. Ce coup
éteignit les restes de raison qui flottaient encore
à la surface de son âme, comme des feux follets
sur des ruines marécageuses ; sa démence fut
constatée.

Le testament fut recherché avec soin ; le premier seul fut découvert intact et authentique ;
quant au second, il ne fut pas retrouvé. La petite
table garda son secret.

Laurette avait alors douze à treize ans ; elle et
Madame Anna reconnues conjointement héri-
tières, la part de Joseph réservée, on se trouva
en présence de trois mineurs. Un conseil de famille s'organisa ; M. Bracken, ancien ami et compagnon de M. Vandryck, constitué exécuteur
testamentaire par le défunt, fut le tuteur de ces
deux enfants et de cette folle. Laurette et Madame
Anna furent emmenées par M. Bracken dans une

terre lointaine appartenant à la succession. Quant à Joseph, confié à la sollicitude de Justin, il resta quelques mois encore au collége, puis fut conduit par le luthier à Wassen, sur la Leck, où déjà nous les avons entrevus tous les deux.

CHAPITRE VI

LE MÉNAGE

Quatre pièces composaient l'appartement d'Inglorius et de Justin, savoir : la chambre à coucher commune, une pièce vague intitulée salon par Justin, une salle à manger cumulant les fonctions de vestibule, une cuisine.

Il était de huit à neuf heures du matin. Joseph Inglorius s'habillait dans la chambre; Justin Pellagru écrivait dans le salon. Un balai, environné d'un flot récent de la poussière qu'il venait de soulever, se tenait tout debout dans la salle à manger; le feu flambait dans la cuisine.

Inglorius sortit sans que Justin se dérangeât le moins du monde, parcourut l'appartement et s'écria tout à coup :

« Justin !

— Monsieur.

— Quelle poussière ici !

— Ah ! Monsieur, c'est que je balayais.

— Tu n'as pas fini ?

— Non, Monsieur, j'ai été interrompu par une pensée.

— Laquelle ?

— Je veux dire un souvenir.

— Lequel ?

— Le souvenir de n'avoir pas écrit ma dépense d'hier.

— Ah ! bien !… mais quelle poussière !… Pourquoi entreprendre deux ouvrages à la fois ?

— Si Monsieur voulait terminer l'un pendant que je finis l'autre… Le balai est là.

— C'est bon… je vais terminer… Finis. »

Et Inglorius se mit à balayer. La poussière augmenta.

« Si Monsieur voulait bien fermer la porte, dit Justin. »

Quand le balayage fut fini, Inglorius rouvrit.

« Justin, qu'est donc devenue la redingote noire ?

— Monsieur, c'est moi qui l'ai mise.

— Bon, alors je vais prendre la tunique jaune.

— Elle n'est pas brossée, mais Monsieur sait où est la brosse. »

Et Inglorius brossa et revêtit la tunique.

« Monsieur !

— Quoi ! Justin.

— Le compte du mois est terminé, nos dépenses s'élèvent tous frais compris à 88 livres.

— Est-ce beaucoup, Justin !

— C'est honorable, Monsieur. Mais, pardon, j'oubliais les gages de votre domestique, ajouta Justin. Dès lors, le compte se clot à 100 livres juste.

— Très-bien. Paye-toi, Justin. Tu sais où est la bourse ?

— Certainement, Monsieur.

— Alors, tu es plus heureux que moi. Sais-tu aussi combien il reste dedans ?

— Exactement, Monsieur.

— Alors, tu en sais plus long que moi.... Justin !

— Monsieur !

— Reprends ta plume, et en grosses lettres, au haut d'une page, écris :

— Quoi, Monsieur?

— Gages de mon maître.

— C'est fait, Monsieur.

— Ajoute : ci, 20 francs pour un mois, et remets la somme dans la bourse.

— Je le veux bien, Monsieur, dit Justin, mais à une condition.

— Laquelle?

— C'est que vous me doublerez mes gages.

— Ah! c'est là ta condition!... Alors, tenons-nous-en à notre ancienne coutume. Cela simplifiera tes écritures. »

Puis Inglorius frotta ses bottes à un tapis, sous prétexte de les cirer, donna un dernier coup de brosse à la tunique jaune, et prit son chapeau.

— Monsieur sort? dit Justin.

— Mon Dieu! oui. Je vais prendre l'air, et en même temps recueillir peut-être quelques documents pour mon *Dictionnaire des Légendes*.

— Si Monsieur profitait de sa sortie pour acheter un peu de beurre.

— Je le veux bien, Justin.

— Puis une livre de bougie.... Il n'y en a plus ici.

— J'achèterai la bougie.

— Monsieur ferait bien aussi, en se promenant, de se procurer quatre œufs pour son déjeuner.

— J'aurai les quatre œufs, Justin. Il ne te faut pas un seau d'eau?

— Monsieur veut rire, dit Justin. Je ne souffrirai pas.... Puis, Monsieur sait bien que le puits est dans la cuisine.

— Tu n'as plus de commissions à me donner, Justin?

— Non, Monsieur.

— Alors, je pars.

— Ah! Monsieur, une recommandation.

— Voyons.

— Ne mettez ni le beurre, ni la bougie, ni les œufs dans la poche gauche de la tunique : elle est percée.

— Tu fais bien de m'avertir. Est-ce tout?

— Oui, Monsieur. »

A peine Inglorius eut-il descendu l'escalier, que Justin le rappela par la fenêtre.

« Monsieur ! Monsieur !

— Quoi ? Justin.

— Et de l'argent ? En avez-vous ?

— Non.

— Eh bien ! comment ferez-vous ? Tenez, tendez votre chapeau. »

Et Justin jeta une pièce de monnaie dans le récipient.

— Là ! continua Justin. Maintenant, ne vous faites pas attrapper. Allez chez nos fournisseurs habituels, vous savez.

— Oui, Justin.

— Monsieur sait, ajouta Justin, qu'un retour trop tardif de sa part retarderait d'autant le déjeuner.

— C'est logique, » dit Inglorius en tournant l'angle de la ruelle.

Après le départ de son maître, Justin se promena un instant de long en large dans le salon, mit en ordre les papiers épars, aligna les chaises, modifia la disposition des meubles, puis alla entretenir le feu de la cuisine, en murmurant :

« Il faut pourtant songer à mon article pour *la Revue universelle.* »

En ce moment, on frappa à la porte : c'était le facteur qui apportait une lettre.

« M. Justin Pellagru? dit-il.

— C'est moi.... donnez. »

Le facteur parti, Justin considéra l'adresse de la missive, et ayant sans doute reconnu l'écriture, d'un bond il courut donner un double tour de clef à la porte d'entrée, ferma et verrouilla la salle à manger, en fit autant pour le salon, dont il tira soigneusement les rideaux, et après s'être assuré que personne ne pouvait le voir, que personne n'était caché dans le salon, qu'il était bien seul, il examina de nouveau la lettre, en étudia le cachet qui portait un flambeau et un poignard entrecroisés, se convainquit en en inspectant tous les contours et toutes les bavures, qu'il était intact, et enfin, après un dernier regard jeté autour de lui, il le brisa violemment. La lettre ouverte, il lut :

« Mon cher ami,

« Je mets la main à la plume pour te dire que « je suis en bonne santé et que je souhaite que « la présente te trouve de même. Ma position

« s'est améliorée depuis quelque temps. J'ai une
« bonne place, avec espoir d'avancement.

« Je te prie de m'envoyer deux mètres d'é-
« toffe pour gilet, conforme à l'échantillon que
« je t'ai laissé, et au dessin ci-joint.

« Ton ami,

« L'Associé. »

Au bas de la page, on voyait, enfermé dans
un parallélogramme offrant la figure d'un galon,
une sorte de petit dessin pointillé, dans lequel il
eût été difficile de distinguer à l'œil nu autre
chose qu'une série de lignes piquées avec une
pointe d'aiguille. Justin étendit la lettre sur une
table, fouilla dans sa poche, en tira un petit microscope à pinule d'une très-grande puissance,
l'appliqua sur l'échantillon, et déchiffra :

« Citoyen Pellagru,

« Le n° 1 de la Société de l'Idée souveraine te
« prévient que tout marche au gré de ses désirs.
« Le grand-duché que tu sais, et dans lequel
« nous opérons, est énergiquement travaillé par

« les laborieux pionniers de l'idée. La sape et la

« mine s'étendent sous ce pays, et de là vont

« gagner souterrainement tout le territoire ger-

« manique. Quant à moi, je suis entré dans les

« cuisines princières en qualité d'aide; je pour-

« rai facilement, grâce au poste que j'occupe

« et aux matières intoxicantes qui m'ont été

« confiées, disposer de la santé du grand-duc.

« Ce sera le signal. Nos musiciens allemands

« sont en expédition et propagent la doctrine.

« Tout se prépare.

« Salut et fraternité,

« Z....

« *N° 1 de la Société de l'Idée souveraine.*

« *P.-S.* Envoie des fonds et brûle. »

Lecture faite avec soin de son papier, Justin rouvrit les portes et les rideaux, courut à la cuisine, jeta la lettre dans un fourneau, souffla le feu, et disposa dans une casserole les ingrédients culinaires du déjeuner.

Sur ces entrefaites, Inglorius entra.

« **Justin**, voilà les provisions.

— Bien, Monsieur, je vous attendais.

— Je vais te rendre mes comptes.

— Oh ! Monsieur, rien n'est pressé.

— Justin, tu as peut-être trouvé que mon absence avait été longue.

— Un peu, Monsieur.

— Figure-toi, Justin, que c'est aujourd'hui la Saint-Orthodoxe, la fête du pays. Il y avait foule, il y avait grand bruit, il y avait procession autour de l'église. J'ai regardé. C'était remarquable. La cérémonie s'ouvrait par une musique militaire.

— Des Allemands? dit Justin.

— Non, reprit Inglorius, des pompiers. A droite et à gauche, des ecclésiastiques en surplis allaient et venaient, s'agitant pour ordonner la procession. Ils formaient et alignaient les rangs, arrêtaient les uns, pressaient les autres, faisaient reculer ceux-ci, ramenaient ceux-là, aidés dans leur office par les bedeaux et par les suisses. L'on attendait dans la rue que le dais sortît de l'église. Tantôt l'ordonnance de la procession en halte était rompue par la multitude des curieux qui la pénétraient; tantôt le cortége lui-même se brisait et s'émiettait parmi les gens accourus pour le voir; d'autres fois, tous s'agglo-méraient si bien, que le spectacle se confondait avec les spectateurs. C'était un grand désordre. Les tambours battaient, les clairons sonnaient, les bannières, oriflammes et banderolles de toutes couleurs se gonflaient au vent comme des voiles, ou se déroulaient flottant comme des nuages. On voyait, perdus dans la foule, les jeunes filles en blanc et les chantres en chappe et en dalma-tique. Les....

— Monsieur, dit Justin, tenez, prenez cette cuiller et veuillez tourner la sauce, toujours dans le même sens. C'est cela. J'ai quelque chose à écrire. »

Et Justin, s'asseyant dans l'angle de la cuisine, se disposa à prendre des notes.

« Continuez, dit-il.

— Je te disais donc, continua Inglorius, que le cortége attendait au milieu de ces rencontres, accidents et vicissitudes, quand tout à coup le dais parut à la porte de l'église. Alors tout rentra dans l'ordre comme par enchantement, et la pro-cession partit.

— Monsieur, interrompit Justin, vous tournez mal. Vous allez tacher la tunique jaune. Otez-la, prenez ce tablier de cuisine. Là, bien! maintenant, tournez toujours et continuez.

— J'ai pensé alors, continua Inglorius, à la grande marche interrompue des générations humaines à travers les siècles. C'était aussi un vaste cortége d'hommes qui attendait depuis le commencement du monde et s'arrêtait dans la voie de Dieu et de l'infini. Te souviens-tu de ce qu'il est dit, dans l'Écriture, d'Élie qui ne devait pas mourir, mais qui devait quitter la terre? Il se rendit un jour sur la montagne où Dieu l'appelait pour lui montrer le chemin ignoré. Arrivé sur ce sommet, Élie s'agenouilla, et tout à coup il entendit comme un grand bruit de bataille, de *boucliers qui se heurtaient, d'épées qui s'entre-*choquaient. Des hurlements de guerre remplissaient les plaines environnantes. Cet immense murmure s'éleva retentissant du fond des vallées et des précipices, et l'enveloppa.

« Mais Élie comprit que Dieu n'était point dans tout ce bruit, et il attendit.

« Alors tout s'apaisa, mais bientôt ce fut une

nouvelle épreuve. Un orage sortit de l'abîme ; l'éclair brilla, le tonnerre éclata ; les échos en multiplièrent les retentissements. Tout devint tumulte et rugissement. Ce ne fut plus que foudre et flamme ; la montagne tremblait comme un Sinaï.

« Mais Élie comprit que Dieu n'était point dans cette tourmente, et il attendit.

« Tout se tut encore. Mais peu de temps après, un troisième effort de la nature exaspérée vint assaillir le prophète. Le ciel devint tout noir, un bruit inconnu, comme celui des cataractes du déluge, vint à remplir l'espace. La montagne se fit volcan et lança des jets de lave et de feu qui retombaient en pluie et se déversaient en torrents. Le sol s'ébranla tout entier, la terre se fendit et s'entr'ouvrit presque dans ses profondeurs. Les rochers faisaient explosion, le monde n'était qu'un incendie que les quatre vents de l'horizon attisaient et avivaient sans cesse. Et sur cet incendie le ciel tout à coup sembla s'écrouler avec fracas.

« Mais Élie comprit que Dieu n'était point dans ce chaos, et il attendit.

« Puis, tout se rasséréna pour la troisième fois, et alors Élie sentit, dans le ciel pur et dans l'air limpide, passer autour de lui comme un souffle doux et léger, et le prophète dit : « Voilà Dieu. » Et il fut enlevé au ciel. »

« Or, il en est de même dans l'histoire des hommes. Quand l'humanité dut enfin suspendre sa marche indéterminée à travers les âges, elle aussi attendit son jour, elle aussi était sur la montagne que Dieu lui avait assignée, appelant l'accomplissement de la promesse divine, l'avénement du Verbe, de la parole d'honneur que Dieu lui avait donnée, invoquant cette lueur d'espérance que reflétaient les fronts de tous les peuples et qui brillait au sommet de toutes les religions antiques.

« Alors, attentive et agenouillée sur la montagne dans l'expectative d'un grand événement, l'humanité entendit tout à coup un grand bruit de bataille ; elle aussi eut son spectacle et sa lutte terrible ; elle vit, elle entendit des tourbillons retentissants, des heurts d'épées et de cuirasses ; elle vit la furieuse débauche de sang que les peuples assyriens et perses firent jusqu'à Cyrus.

C'était le bruit immense de la conquête asiatique.

« Mais l'humanité comprit que Dieu n'était point dans ce bruit et elle attendit.

« Vint ensuite un nouvel ouragan. Une nouvelle nation se souleva contre l'ancienne. La Grèce, dirigée par Alexandre, sortit de ses frontières; plus forte que la mer, elle s'en empara, elle la traversa et la fit déborder avec elle. Et, devenue fleuve dévastateur, elle se précipita sur la terre qui l'avait jadis opprimée, avec les fureurs du torrent, avec les bruits du déluge.

« Mais l'humanité comprit que Dieu n'était pas dans cette tourmente, et elle attendit.

« Puis ce fut une troisième épreuve. Comme si toutes les forces de Satan s'étaient réunies pour étreindre la terre et l'étouffer, comme si toute la nature infernale, dans son horreur du salut du monde, eût recueilli ses plus irrésistibles efforts pour une dernière lutte, parut l'empire romain. Il grandit, s'étendit, et gagna d'abord lentement; puis enfin, il lança toutes ses armées à la fois sur les populations du globe. Les légions romaines se précipitèrent sur le monde; leur épée troua les

nations; du choc de leurs boucliers ils confondirent les frontières des peuples. Le bruit de leurs
balistes, le roulement de leurs engins de guerre,
les éclats de leurs trompettes de cuivre, le fracas
de leurs catapultes remplirent les horizons. Le
volcan du Capitole s'alluma et prolongea les laves
et les feux de sa conquête par le ravage, par la
servitude, par la mort, jusqu'aux limites du
monde. Le ciel lui-même était obscurci des fu-
mées de ces incendies, et semblait s'abaisser,
s'affaisser, pour se faire province et passer à son
tour sous les fourches romaines.

« Mais l'humanité comprit que Dieu n'était
point dans cet ouragan, et elle attendit.

« Enfin, encore une fois, tout se rasséréna, et
alors l'humanité, comme Élie, sentit dans le ciel
pur et dans l'air limpide passer autour d'elle
comme un souffle doux et léger, semblable au
dernier soupir d'un mourant.

« Ce soupir venait du Golgotha, et l'humanité
dit : « Voilà Dieu ! » et elle aussi fut enlevée vers
le ciel. »

Inglorius cessa de parler ; ses cheveux ondu-
laient comme secoués par les ouragans qu'il dé-

crivait; la sueur ruisselait le long de ses tempes, il agitait convulsivement ses bras.

« Mais, Monsieur, dit Justin en cessant d'écrire, vous ne tournez pas.

— Quoi?

— La sauce.

— Ah ! c'est vrai, je l'avais oubliée. »

En ce moment on frappa rudement à la porte; Justin alla ouvrir, introduisit dans le salon les visiteurs, et revint tout impressionné.

« Ah ! Monsieur, quelle aventure ! on vous demande.

— Qui? une dame?

— Non, deux hommes, deux messieurs. Dépêchez-vous.

— Deux hommes, deux messieurs me demandent, Justin? es-tu bien sûr? quels hommes? quels messieurs?

— MM. Jasper et Thornston.

— Que me veulent-ils?

— Monsieur pense bien que je ne le leur ai pas demandé. Dépêchez-vous, ôtez cela... Quittez ce tablier, il faut de la dignité... Ah ! prenez la redingote noire... il faut de la dignité. »

Et Justin s'empressa autour de son maître qui, habillé, brossé et coiffé en quelques secondes, fut poussé par lui dans le salon.

La porte refermée, Justin essaya d'entendre ce qui se disait de l'autre côté; mais ne distinguant rien, il abandonna la partie, termina l'opération culinaire du déjeuner dont il mangea stoïquement la moitié, puis se mit à écrire activement pour la *Revue universelle* un article rédigé d'après les éléments que, sans le savoir, venait de lui fournir Inglorius.

Au bout d'une heure, la porte du salon s'ouvrit; les visiteurs prirent congé, et pendant qu'Inglorius, pensif, se mettait à déjeuner des restes de son domestique, celui-ci, tout en affectant de le servir avec beaucoup de sollicitude, lui dit :

« Monsieur a-t-il reçu de bonnes nouvelles?

— D'excellentes, Justin. On me propose de voyager avec les deux fils Jasper, de les accompagner, de les diriger en qualité de Mentor.

— Très-bien, dit Justin. Et je vais avec Monsieur, nécessairement.

— Nécessairement, Justin.

— Bien. Et où allons-nous conduire ces jeunes gens ?

— Où je voudrai, Justin.

— Où je voudrai ; fort bien, reprit Justin comme un écho. Mais, ajouta-t il avec intention, la question du traitement a-t-elle été fixée ?

— Elle a été posée, Justin ; c'est moi qui dois donner mon chiffre.

— Parfait ! Alors ce soin me regarde. Ne vous en tourmentez pas.

— Oui, Justin ; je compte pour cela sur ta délicatesse.

— Soyez tranquille , je suis un honnête homme... Et quand partons-nous ?

— Demain.

— Demain ! mais alors il faut bien vite faire nos apprêts de départ. Et les provisions, le linge et les habits de voyage ?

— Bah ! dit Inglorius, nous achèterons tout cela en route.

— Soit, Monsieur. Nous emporterons nos valises vides et vous garderez la redingote noire. »

Puis il ajouta :

« Monsieur, voilà une excellente occasion pour

rassembler les matériaux du *Dictionnaire des Légendes*, qu'il vous faudra bien enfin commencer un jour ou l'autre.

— Oui, dit Inglorius, un jour ou l'autre... probablement l'autre. »

CHAPITRE VII.

EN ROUTE.

Le lendemain, dès l'aurore, évidemment par suite d'instructions reçues la veille, deux cavaliers assez bien montés, l'un en redingote noire, l'autre en tunique jaune, passaient au pas et valise en croupe, devant le *Lion d'or*, et s'avançant par la grand'route qui longe la rivière, se dirigeaient vers le sud.

C'étaient Joseph Inglorius et Justin Pellagru. Ils allaient en silence à travers le brouillard dont la buée, en montant, débordait doucement sur le chemin.

Les premières clartés du soleil levant, par la gauche, pénétraient cette légère brume qui s'en allait en flocons se perdre au loin derrière les grands peupliers de l'horizon.

La nature était si paisible, le vent si discret, la rosée du matin, en se vaporisant, mêlait si harmonieusement sa blanche fumée au bleu nuage émané de la rivière, que les cavaliers ne se dessinaient que vaguement estompés, et semblaient marcher comme deux ombres dans des flots de poussière d'or.

Arrivés à un endroit où le chemin, montant un peu et se détournant, allait faire brusquement disparaître la rivière, la ville et le clocher aux yeux des voyageurs, ceux-ci s'arrêtèrent et attendirent.

« Nous sommes les premiers au rendez-vous, comme il était juste, dit Inglorius; nos adieux n'ayant été ni bien longs ni bien émus.

— En effet, dit Justin; les chevaux arrivés, j'ai donné deux tours à la serrure, j'ai mis la clef dans votre poche, et tout a été dit. Le reste ne me regarde plus. Maintenant, attendons.

« ..... Ah! ajouta-t-il en regardant vers la ville, nous n'attendrons pas longtemps; je vois remuer quelque chose dans le brouillard. Ce sont eux ! diable ! mais ils sont nombreux. C'est toute une cavalcade. »

En ce moment débouchait sur la route, au milieu de la brume immobile, un tourbillon noir et rapide. Bientôt on put distinguer à travers la fumée sortant du naseau des montures, deux plumes, l'une bleue, l'autre blanche, qui, surmontant deux chapeaux d'amazone, brillaient dans les rayons du soleil naissant, celle-ci comme un diamant, celle-là comme un saphir, au milieu d'un peloton de six cavaliers au galop.

Le groupe atteignit bientôt le sommet de la montée. Là, on fit halte ; M. Thornston, qui semblait commander les nouveaux arrivés, présenta à Inglorius Prospero et Salluste, et après la présentation il dit :

« Il a été pensé bon que les deux demoiselles accompagneraient les deux gentlemen jusqu'à la station de Heugen, à trois lieues d'ici. Là, il sera fait l'adieu. Graff, que voilà, ramènera les deux demoiselles. Prospero et Salluste, au bon retour ! Vous, Mesdemoiselles, à ce soir ! Moi, je retourne à la manufacture. »

Puis, s'approchant d'Inglorius :

« Voilà le voyage, dit-il. »

Et il lui tendit un portefeuille.

« Monsieur, dit Inglorius, veuillez le remettre à mon caissier.

— Oh ! quel caissier ?

— Le mien, M. Justin Pellagru. Un honnête homme qui a bien voulu, pour aujourd'hui, se mettre en tunique jaune.

— John ! ! ! Oh ! très-bien, » dit Thornston.

Puis, ayant déposé le portefeuille entre les mains de Justin, il tourna bride et repartit au galop.

« Mesdemoiselles et Messieurs, veuillez passer devant. Vous devez avoir à deviser ensemble de choses qui ne nous regardent pas. Justin, votre groom et moi, nous allons vous suivre à distance. Choisissez votre allure. »

Telle fut l'allocution d'Inglorius.

L'allure fut le pas, le pas, le petit pas.

Le groupe avait repris sa physionomie habituelle, seulement Graff eût pu remarquer que, contre leur coutume, Prospero avait pris la droite du peloton, et Salluste la gauche, ordre qui mettait le premier à côté de la plume blanche, le second à côté de la plume bleue.

Ainsi formés, les jeunes voyageurs allaient devant, suivis à vingt pas environ par Inglorius et Justin. Pour Graff, conservant sa distance, il fermait la marche.

« Eh bien! Justin, dit Inglorius, voilà notre caravane en route. A la grâce de Dieu, maintenant!

— Monsieur, répondit Justin, vous m'avez parlé hier de la route indéterminée que suivit l'humanité à travers les temps; il me semble que nous sommes en ce moment-ci un échantillon vivant de cette proposition, car nous ne savons guère où nous allons. »

La caravane arrivait alors devant une maison de campagne qui, s'accoudant sur une terrasse à balustres garnie d'orangers, semblait se pencher au bord de la route pour contempler le paysage. Par une grille en fer ouvragé fermant la cour, elle était séparée d'un parc où de grands arbres pensifs balançaient leurs rameaux. En face et sur le revers opposé du chemin, étaient assis une douzaine de musiciens allemands, en petite casquette verte, en redingote à brandebourgs de même couleur, qui tenaient à la main des instruments de cuivre de diverses formes, mal fourbis et vert-de-grisés en maints endroits.

Justin s'arrêta, s'approcha du plus âgé des musiciens et murmura quelques mots; aussitôt toute la bande se leva, salua, et embouchant trompes, trombonnes, trompettes, cors et cornets, exécuta avec entrain un air national. Ce fut une aubade improvisée, à laquelle Justin lui-même prit part à l'aide d'un flageolet articulé qu'il tira de sa poche.

La cavalcade s'était arrêtée, et au même instant, comme à l'appel de l'harmonie, une porte-fenêtre de la villa donnant sur la terrasse s'ouvrit, et une jeune femme de vingt-cinq ans environ, belle comme une déesse, vint, en robe rose, se pencher pour écouter. Elle parut ravie du spectacle, et il était en effet délicieux. Ces jeunes filles et ces jéunes gens dont les chevaux piaffaient au bruit du concert, cette musique imprévue, cette route animée, la rivière qui s'élargissait en lac au versant des prairies semées de bouquets de verdure, et au loin quelques pâles

barques à voiles d'un blanc rougi par le rayon
du soleil incliné qui les pénétrait, tout cela formait un tableau complet dans lequel la dame
rose semblait poser en reine.

Quand le morceau de musique fut fini :

« Ce concert est-il pour moi? La nature et
l'art savent-ils donc que c'est aujourd'hui ma
fête, » dit-elle?

A ces mots, Inglorius s'inclina, et Justin, à un
signe de la maîtresse du logis, descendit de cheval, pénétra, par la porte grillée, jusque dans la
cour; il en revint bientôt, apportant l'invitation
faite par la dame rose au groupe de la route, de
monter un moment près d'elle.

Tous entrèrent dans la cour; là, l'on mit pied
à terre, et bientôt les musiciens furent attablés
dans une vaste salle à bahuts sculptés, pendant
que les jeunes gens étaient introduits dans le
salon de la terrasse. Ils y trouvèrent la jeune
dame, qui les accueillit et les présenta, sans
autre formalité, comme des chevaliers errants de
la galanterie moderne, à une vieille et respectable grand'mère, assise et tricotant dans son
fauteuil.

« Ma mère, dit-elle, vous avez entendu l'aubade. Voici maintenant le frais bouquet de fête
que me présente aujourd'hui le soleil à mon
lever.

— Madame, dit Inglorius, que ce soit le soleil,
la Providence ou le hasard qui nous amène à vos
pieds ce matin, nous bénissons cette puissance,
et nous nous en félicitons. Le fait est que nous
ne sommes que de simples voyageurs qui allons
à Heugen, où ces jeunes gens doivent pour longtemps dire adieu à leurs jeunes compagnes. La
musique a joué à notre passage, et comme toutes
les harmonies s'attirent, Madame, vous êtes venue les compléter.

— Messieurs, veuillez vous asseoir, dit la
bonne vieille dame. Pilar, ajouta-t-elle, fais placer ces jeunes demoiselles auprès de moi. »

Et alors commença une conversation tumul-
tueuse où Inglorius eut beaucoup de peine à
mettre de l'ordre, tant les interrogations de la
dame rose, appelée Pilar, étaient vives et multipliées.

« Ainsi, dit-elle, ces musiciens, vous ne les
connaissez pas? Ce n'est qu'une rencontre? Et

vous allez à Heugen comme berger de ce jeune et charmant troupeau ? Eh bien ! dit-elle, je pars avec vous. Ma mère, voici une occasion de promenade. Je vais faire seller ma jument, et vous aurez une compagne de route de plus, Messieurs. Quant à mesdemoiselles Jasper, dont je connais le nom, ajouta-t-elle, c'est moi qui, ce soir, veux les ramener à leur père. »

La mère acquiesça d'un sourire à cet arrangement, et après quelque temps donné à la réfection, toute la petite troupe, augmentée de sa belle recrue, sortit de la grille et reprit le chemin de Heugen dans l'ordre accoutumé, pendant que les musiciens allemands, après une dernière fanfare, s'éloignaient du côté de Wassen.

La dame rose s'était mise à la gauche d'Inglorius, occupant ainsi la place de Justin qui, modestement éloigné, s'était rangé à côté de Graff. La conversation continua donc ainsi avec les apparences d'un tête-à-tête entre Inglorius et Pilar, qui faisaient un groupe intermédiaire à égale distance de l'avant-garde formée par les jeunes gens, et de l'arrière-garde composée du groom et de Justin.

« Monsieur, dit Pilar, j'adore l'imprévu... Mariée et vivant seule avec ma mère, loin de mon mari absent pour affaires... Oh! les maris!... oh! les affaires!... Je me morfonds souvent dans l'ennui de la vie la plus monotone. Vous me fournissez une belle journée! Ceci dit, revenons à vous. Vous êtes donc le Mentor de ces deux jolis cavaliers? Et où les conduisez-vous ainsi?

— Madame, dit Inglorius, il m'est difficile de répondre à cette question. Chargé de compléter, par les voyages, ces deux jeunes éducations, j'obéis à M. Jasper, qui est un homme très-capable sous des apparences très-simples. Vous savez, Madame, que l'éducation n'est que le moyen mécanique du développement de l'âme humaine. Or, M. Jasper sait que l'âme se compose, selon les philosophes, de trois facultés : l'activité, la sensibilité, l'entendement, ou, en langage du monde, l'imagination, le cœur, l'intelligence..... Lisez-vous quelquefois, Madame?

— Eh! Monsieur, que ferais-je, si je ne lisais pas?

— Alors, Madame, vous connaissez le beau roman de *Notre-Dame de Paris.* C'est là que le poëte, voulant montrer l'âme humaine opprimée dans un siècle de fer, a représenté, sous les plus vives couleurs, la personnification de ces trois facultés au xve siècle. Claude Frollo, c'est l'intelligence; il s'est réfugié sous la robe du moine; car, par suite de sa nature même, l'intelligence a compris qu'il n'y avait d'autre place pour elle à cette époque que sous l'habit sacerdotal; elle tient sous sa domination le cœur, monstre informe et dédaigné du temps, qui, sous le nom de Quasimodo, n'est plus qu'une force soumise et dévouée aux volontés de son maître.

« Quant à Gringoire, n'est-ce pas l'imagination, la vie errante et poétique, rêvant des chefs-d'œuvre, imprévoyant et sublime, et vivant, comme les oiseaux, de ce que Dieu lui donne, au jour le jour?

« Tous trois pourtant rencontrent l'idéal, la Esméralda, cette fleur, cette fée, cette étoile, crue fille de la bohême et de la misère, mais en réalité, enfant du repentir et des nobles aspirations. Tous trois ont aimé cet idéal d'un sentiment étrange, mais conforme à leur nature.

« L'intelligence a pour elle l'amour doublé de

violence et d'astuce ; le cœur n'a que lui-même, c'est-à-dire sa force sourde et passionnée, éclatant quelquefois visiblement.

« L'imagination n'exprime que par des rêveries et par des aventures, consolations de sa pauvreté, fardeau léger pour elle, le sentiment insouciant qui la charme sans l'absorber.

« Tels sont les poursuivants de l'idéal, de la Esméralda, qui, à cette heure de la journée humaine, nommée le xve siècle, devint ce qu'elle devait devenir, la proie du beau Phébus de Châteaupers, l'homme élégant, sans âme, vêtu de fer, qui ne la recherchait point, ne la comprend pas, et concourt à son étouffement.

« Tout l'homme est là, Madame, et toute l'histoire du temps.

— Oh ! Monsieur, dit Pilar, pensez-vous que l'auteur ait ainsi analysé la substance de son œuvre ?

— Je ne le crois pas plus que vous, Madame, mais il n'en est que plus poëte, alors ; le génie seul a ce privilége souverain de plonger droit et par intuition au cœur même de la psychologie, de lui arracher sa proie et de s'en aller, d'un coup d'aile, la dévorer au fond des nues. Je vous dirai donc, Madame, que M. Jasper, homme très-fort sous une enveloppe très-simple, a appliqué, lui aussi, ces principes à l'éducation de ses fils; et voyez, il a nourri leur esprit de la saine et frugale nourriture présentée par le curé de son village; il a développé leur cœur sous la chaude et naïve influence de ces deux jeunes filles, leurs fiancées. Quant à leur imagination, Madame, il en a confié le germe au hasard des voyages et à la culture indéfinissable de votre serviteur. Voilà pourquoi il m'est difficile de répondre à la question que vous me posiez d'abord : « Où les condui- « sez-vous? » N'est-il pas de l'essence même de l'imagination de rêver l'infini, d'ignorer toujours où elle va, et comme vous, de poursuivre l'imprévu.

— Oui, dit Pilar, la méthode est séduisante; mais pourtant elle appelle quelques objections.

— Lesquelles, Madame? Si ce n'est le malheur d'avoir comme nous la bourse trop bien garnie! Et, sincèrement, je le regrette. Mais les principes restent intacts.

— Monsieur, dit Pilar, je croyais que l'homme

avait naturellement en lui les éléments du calcul, de la prévoyance et de la volonté dirigeante.

— Précisément, Madame. Mais la volonté est active avant tout; elle n'est l'esclave de personne; non, pas même d'elle-même. Et si c'est son caprice, elle a pour calcul l'abandon au souffle des choses, et pour prévoyance notre cher imprévu. Aussi, Madame, la règle de notre itinéraire sera-t-elle celle-ci : Premièrement, changer toujours de lieux et de climats. Deuxièmement, n'avoir aucun but déterminé, et par conséquent, ignorer tout chemin.

— Ah! dit Pilar en éclatant de rire, quelles belles expéditions vous allez faire! et que je regrette de ne pouvoir être aussi sous votre direction, monsieur le Mentor. Seulement, permettez-moi de vous le dire, les animaux et surtout les oiseaux peuvent revendiquer la priorité de votre méthode : c'est ainsi qu'ils voyagent, ce me semble.

— Remarquez, Madame : cette méthode est justement celle des oiseaux intelligents; cette vie de pérégrinations continuelles, ce ne sont point les dindons, les poules et autres volatiles

de basse-cour qui la pratiquent, mais bien les ra-
miers, les cygnes, les hirondelles, en un mot,
toute l'aristocratie intellectuelle de la gent ailée.

—Mais encore, Monsieur, savent-ils où ils vont.

— Ils le savent, oui, Madame; et c'est surtout
parce que l'homme, l'être intelligent par excellence, doit établir sa supériorité sur eux, qu'il se
gardera bien de cette faiblesse, et qu'il devra
se distinguer en se constituant fortement dans
l'ignorance de son but et de son chemin.

— Monsieur, reprit Pilar, votre raisonnement
me paraît décisif, et je vous jure que si j'étais
libre, demoiselle encore ou déjà veuve, je solli-
citerais une place dans votre équipage pour le
plaisir d'un voyage dans l'inconnu.

— L'inconnu! Madame, dit Inglorius, il n'exis-
terait plus alors. Avec une pareille compagne,
nous saurions toujours où nous allons.

— Et où irions-nous donc? Monsieur.

— Veuillez me pardonner, Madame, je suis
un égoïste, je ne pense qu'à moi et ne parle que
pour moi. Mais, dans cette supposition, non pas
tous deux peut-être, mais certainement l'un de
nous irait tout droit....

— Où? Monsieur.

— A l'amour, Madame.

— Ah! dit Pilar, voilà du plus fin galant; et il est grand temps de nous quitter. Aussi bien, voilà les clochers de Heugen, et c'est ici le moment des adieux. »

En effet, à un signal donné, les groupes arrêtés se confondirent. Sabine et Palombe se jetèrent au cou de Salluste et de Prospéro; les larmes s'échangèrent ainsi que les baisers. Il fallut pourtant s'arracher à ces embrassements. Les dames, remises en selle, s'éloignèrent non sans retourner bien des fois la tête. Quant à Pilar, elle dénoua en partant la petite cravate couleur cerise qui parait son cou, et la jeta à Inglorius, en lui disant :

« N'oubliez pas, Monsieur, de me rapporter à votre retour ce petit fichu de soie tout plein des récits de vos aventures. »

CHAPITRE VIII.

L'AUBERGE DU TOURNE-BRIDE.

« Justin, dit Inglorius, connais-tu un *Lion d'or* quelconque à Heugen?

— Il y en a plusieurs, dit Justin. Lequel veut Monsieur?

— Le plus inconnu.

— Monsieur a raison. C'est le meilleur. Suivez-moi. »

Et Justin prit la tête de la colonne.

Il commençait à se faire tard. On passa d'abord dans une petite rue montueuse, boueuse, et bordée de maisons bossues, tristes, d'aspect peu hospitalier, et semblant faire la moue aux voyageurs par tous leurs balcons de bois, par toutes leurs pierres à sculptures grimaçantes, par toutes leurs corniches moussues s'allongeant au-dessus des fenêtres comme des paupières éraillées.

Cette petite rue, c'était la Grand'Rue.

Après maints détours dans lesquels les chevaux ne marchaient qu'un à un, à la file, forcés qu'ils étaient d'allonger et d'amincir leur peloton pour passer à travers les charrettes, chariots et tombereaux dételés qui encombraient la voie, on se trouva dans une grande cour pleine de fumier.

C'était l'entrée de l'auberge du *Tourne-Bride*.

Là, l'on mit pied à terre, et Graff emmena les montures dans une écurie vaste et voûtée comme une cathédrale. Pendant ce temps, les voyageurs furent introduits dans la cuisine par le maître hôtelier, gros gaillard, pansu et rebondi, qui, moyennant deux coups de pied donnés à deux grands chiens encombrant le foyer, put installer ses hôtes autour d'un feu flambant, devant lequel tournait une broche garnie.

« Asseyez-vous, Messieurs, dit le maître du logis, on va vous servir. Ces Messieurs coucheront-ils? faut-il des chambres à deux lits?

Femme, mets des draps aux n^os **1** et **2**; ces Messieurs vont souper. »

Le service fut fait avec rapidité, grâce à la femme de l'hôtelier, qui, non moins dodue que son époux était obèse, par la vivacité de son allure, semblait réunir à l'ampleur la légèreté de l'aérostat.

Et pendant qu'Inglorius, Prospero et Salluste s'étiraient sur leurs chaises et savouraient la douce chaleur, le maître du *Tourne-Bride*, tout en s'empressant autour des nouveaux venus, ne perdait pas un coup de langue.

« Ces Messieurs sont fatigués, ils arrivent à propos. Ah! Messieurs, quel triste métier que celui-ci! Il y a des jours où tout est plein, et nous n'avons pas assez de provisions pour tout le monde; d'autres fois, au contraire.... Heureusement, vous voilà....

— Monsieur, dit Inglorius, vous êtes le propriétaire de cet hôtel.

— Propriétaire, hélas! non, Monsieur, je ne suis que locataire, et Dieu sait comme j'en pâtis! Voyez, Monsieur, dans quel état de délabrement tout est ici; voyez (et il montrait l'escalier de

6.

bois, qui, du fond de la cuisine, menait aux étages supérieurs), voyez, Monsieur, tout tremble, tout se démanche ; voyez (et il indiquait les poutres du plafond fumeux fléchissantes et contre-voûtées), tout va nous crever sur la tête un de ces jours ; voyez, Monsieur (et il signalait le pavé ondulant sous les pieds), la cave s'ouvre pour nous manger. Ah! les propriétaires, Monsieur! Et point de réparations, jamais de réparations! ou bien il faut tout faire de soi-même, à ses frais. Tenez, dit-il en montrant un énorme madrier qui se dressait en façon de colonne au milieu de la salle et allait du plancher au plafond, tenez, sans cela, tout croulerait, voilà notre branche de salut. (Et à ce mot « branche, » il souriait amèrement.) Ah! les propriétaires, Monsieur, si on pouvait les supprimer!... Heureusement qu'il en est question. Oui, il en est question.

— Question de quoi? De supprimer les propriétaires? dit Inglorius.

— De les supprimer, oui, Monsieur.

— Cependant, permettez, monsieur l'hôtelier, les économistes prétendent que la propriété remplit, dans la société, justement le rôle que joue ici votre pilier. Sans elle, tout croulerait.

— Eh bien! Monsieur, que tout croule!... Aussi bien, soyez sûr de ceci, Monsieur : quand je m'en irai, à la fin de mon bail, j'emporterai tout, tout ce qui m'appartient ici, Monsieur, et comme ce madrier m'appartient, Monsieur, je l'emporterai, et alors on verra! Ah! le proprié-taire! »

Cependant, le couvert se dressait au fond de la salle, et de grosses pièces de viandes fumaient déjà sur la table.

« Ces Messieurs sont servis, » dit l'hôtelier en allumant la lampe.

En ce moment la grosse hôtelière parut.

« Ah! mon Dieu! en voilà bien d'une autre, monsieur Piaver, et tu vas être content.

— Qu'est-ce encore? madame Piaver. Qu'y a-t-il?

— Il y a que les petits Lighs ne peuvent payer leur terme, et qu'au lieu d'argent, ils envoient des excuses.

— Ces Lighs!... »

M. Piaver n'en put dire davantage.

« Ah ! dit Prospero, il paraît que monsieur Piaver touche des termes.

— Ou du moins, dit Salluste, qu'il a la prétention d'en toucher.

— Au fait, dit Inglorius, toucher des termes ou prétendre en toucher, c'est tout un.

— Oh ! non, Monsieur, dit Piaver avec conviction.

— C'est tout un, continua Inglorius avec autorité, cela prouve que monsieur Piaver est propriétaire.

— Propriétaire ! moi ! Monsieur, cria l'hôtelier avec l'indignation d'un homme souffleté, propriétaire ! moi ! jamais ! seulement, je sous-loue un petit appartement, là, au fond de la cour à gauche, à des misérables Lighs qui vont me mettre dans le plus grand embarras.... Brigands de Lighs ! voleurs de locataires ! on ne peut plus donc compter sur rien ! Oh ! les locataires !

— Il faut aussi les supprimer, dit Inglorius.

— Oui, certes, Monsieur, oui, et le plus tôt possible.

— Ce n'est pas tout, dit madame Piaver, les Lighs demandent en outre une diminution de leur loyer et une réparation de leur cheminée, qui fume.

— Des diminutions! des réparations! dit M. Piaver.

— Allons, mon cher hôte, vous le voyez, dit Inglorius, ni locataires, ni propriétaires, supprimons tout, il le faut.

— Il le faut! oui, Monsieur, oui, voilà qui est bien dit!

— Mais alors, monsieur Piaver, comment fera-t-on? dit Prospero.

— Je n'en sais rien, Monsieur; cela ne me regarde pas, mais point de termes à payer, voilà qui me va.

— Et aux Lighs aussi apparemment?

— Et point de réparations à faire.

— Voilà qui va bien, dit Inglorius. Seulement, avouez qu'avec cette théorie, votre maison ne tiendra pas longtemps.

— A moins d'être sorcier, » dit Salluste.

A ce mot, M. Piaver eut l'air de réfléchir un instant; il changea de ton et de visage, et d'une voix basse et mystérieuse :

« A propos de sorcier, dit-il, avez-vous entendu parler de la sorcière?

— Quelle sorcière?

— Celle d'ici, Monsieur, et qui a dit des choses
si singulières aux douaniers et aux gendarmes
avant-hier.

— Ah! dit Justin, vous avez une....

— Une sorcière incomparable, et qui prédit
des choses.... comme un almanach.... les gendarmes en sont revenus tout blancs!

— Blancs!... quoi?... leurs cheveux?

— Non.

— Leurs visages?

— Non, leurs habits, rapport aux murs.
Quelle sorcière! si ces Messieurs voulaient la
consulter? Vous savez, continua Piaver, on a
bien toujours chez soi quelques fusées d'étoupes
à démêler.

— Et où est-elle, cette pythonisse, dit Inglorius.

— Ici. Attendez-moi, je vais la prévenir. »

L'hôtelier s'élança avec empressement par l'escalier du fond vers le premier étage, et disparut.
Quelques minutes plus tard, il descendit, mit un

doigt sur ses lèvres, pencha son gros ventre sur la table, et murmura solennellement :

« Dans un quart d'heure, la sorcière vous recevra : le temps de finir votre souper. »

Le souper fini, et pendant que de nouveaux venus en blouse envahissant la cuisine, assiégeaient le foyer, l'hôtelier fit un signe, alluma une chandelle et, suivi des trois voyageurs (car Justin s'était éclipsé avant la fin du repas), se dirigea vers un coin obscur où une large porte basse s'entre-bâillait sur un escalier qui avait l'air de mener à la cave.

L'hôtelier descendit quinze ou vingt marches, ouvrit une seconde porte, entra, plaça sa chandelle sur un tonneau, introduisit ses trois compagnons, puis, sortant et fermant de dehors la porte à double tour, les laissa là tout seuls et fort aventurés.

C'était bien une cave, voûtée, sonore, humide. A droite, s'élevait une véritable falaise de barriques entassées ; à gauche, disposés sur des planches qui se superposaient jusqu'à la voûte, montaient en étages des bataillons de bouteilles. Quelques-unes, portant çà et là leurs étiquettes

-moisies semblaient être les porte-drapeaux de cette armée noire et silencieuse.

Le fond de ce caveau, n'étant plus pénétré par la faible lueur de la chandelle, restait dans l'ombre.

Inglorius saisit le chandelier et alla à la découverte. En s'avançant lentement et avec précaution, les trois voyageurs, ou plutôt les trois prisonniers, vinrent donner tout à coup dans un grand rideau rouge qui coupait la cave en deux parties. En même temps, une voix parlant de l'autre côté du rideau, prononça fatidiquement ce mot : « Attendez. » Ils obéirent.

Bientôt un petit son de clochette se fit entendre, et le rideau se sépara légèrement par le milieu; dans son entre-bâillement vint se placer, comme une apparition, une petite et mignonne créature, en robe noire, décolletée, semée de paillettes et bordée de galons d'argent. Ses bras étaient nus jusqu'aux épaules et couverts de bracelets qui, par leur éclat noir et métallique, en rehaussaient singulièrement la blancheur. Pâle et mate, sa figure, d'une physionomie vive et presque espiègle, était couronnée de cheveux courts, séparés

sur le côté gauche et retombant en boucles enfantines. Autour de son cou flottait, suspendue à
un ruban de velours noir, une petite clochette
d'argent que le moindre mouvement agitait.
Sa jupe, assez courte, laissait voir deux petits
pieds chaussés coquettement, dont la forme et la
cambrure semblaient résumer tout le reste du
corps, taille et ajustement.

La petite sorcière saisit vivement le flambeau
des mains d'Inglorius et le plaça derrière elle,
de telle sorte que toute sa personne, enveloppée
de gazes argentines et s'enlevant en force sur le
fond du tableau, elle semblait noyée dans une
auréole rose, vivante et diamantée. En outre,
ses yeux, noyés dans l'ombre, pouvaient parfaitement, sans être eux-mêmes vus, voir et exa-
miner les trois sujets soumis à son étude. Elle
fit signe aux deux plus jeunes d'avancer, prit
silencieusement leur main gauche, plongea son
regard dans leurs yeux, et dit avec une voix qui
rappelait le son de la clochette :

« Prospero, Salluste, bonjour. Ah! voilà deux
bons regards; le cœur est plein, l'esprit s'ouvre
et l'âme attend. Salut, mes jeunes amis. Demain

vous recevrez deux jolies dépêches, la lettre bleue sera pour le blanc, et la blanche, pour le bleu.... Vous ne comprenez qu'à moitié, vous comprendrez le tout demain. Gardez fidèlement vos couleurs. Prospero, l'on pense à toi. Salluste, on parle de toi. Maintenant, bon voyage, mes enfants. Ce qui vous manque, voilà qui va vous le donner. »

En même temps, elle repoussa doucement les deux frères, et, tendant la main à Inglorius qui prit la place de ceux-ci, elle le regarda longtemps en marmottant tout bas. Petit à petit, sa voix s'éleva, et alors on put distinguer ces mots :

« Oui, c'est bien lui! il ne sait rien; il ne se doute pas, le pauvre garçon.... Oh! ici, c'est tout le contraire : l'esprit est plein, le cœur est vide; mais il cherche, il a confiance, il trouvera.... Inglorius, tu ne sais pas où tu vas; moi, je le sais....

— Tu le sais! Eh bien! je t'en prie, belle sorcière, ne me le dis pas.

— Je m'en garderais bien! Inglorius, t'es-tu quelquefois regardé dans un miroir? Non. Dans l'eau d'une fontaine? Non. Pourquoi?

— Chère sorcière, je ne me suis jamais soucié de mon visage ; ni miroir, ni fontaine ne s'occupent de moi, c'est vrai, mais le diable m'emporte si je sais pourquoi.

— Je le sais, moi, et je vais te le dire, c'est que tu n'aimes pas et n'as jamais aimé…. Tout dans l'esprit, rien dans le cœur. Es-tu beau ? es-tu laid ? tu n'en sais rien, personne ne te l'a dit encore et tu ne tiens pas à cela. Mais un jour…. vois-tu ? tu as un reflet d'or et d'étoiles dans chacune de tes prunelles : or, c'est richesse, et étoile, c'est amour. Bon voyage, Inglorius. »

Puis, se penchant à son oreille, elle ajouta tout bas :

« Ce soir, quand tu entendras sous ta fenêtre le son de cette clochette, descends, tu trouveras quelqu'un qui a besoin de toi. Viendras-tu ?

— Peut-être, dit Inglorius. Est-ce fini ?

— Oui, dit-elle.

— Eh bien ! que veux-tu pour ta consultation ?

— Je veux le petit mouchoir de soie cerise que tu as dans ta poche, Inglorius.

— Oh ! cela, non. Demande autre chose.

— Cela ou rien. »

En disant ces mots, la petite sorcière se retourna, souffla la chandelle qui s'éteignit, et on l'entendit dire dans le noir :

« Prenez-vous par la main. »

Elle-même, saisissant celle d'Inglorius, entraîna la file vers une porte qu'elle ouvrit sans bruit et qui se referma d'elle-même.

Ils errèrent longtemps, s'entraînant ainsi les uns les autres, montant des escaliers, franchissant des seuils, circulant par des corridors indéfinis ; enfin, apparut une faible lueur, la sorcière ouvrit une dernière porte, y poussa ses compagnons, et disparut.

Ceux-ci se trouvèrent alors dans la grande écurie mal éclairée par une lanterne auprès de laquelle deux hommes causaient : c'étaient Graff et Justin.

« Eh ! Messieurs, dit Justin, d'où sortez-vous !

— Nous l'ignorons, dit Prospero.

— De la cave, dit Salluste.

— De l'enfer, peut-être, dit Inglorius, car nous venons de voir une vraie petite diablesse.

— Messieurs, dit Justin, si vous m'en croyez,

vous irez vous reposer; il est tard, et vos lits sont prêts.

— Bonne nouvelle! et à demain les commentaires, » conclut Inglorius.

Quelques minutes après, Prospero et Salluste s'endormaient dans la chambre n° **1** de l'hôtel du *Tourne-Bride*, pendant que dans la chambre n° **2** Inglorius et Justin veillaient, l'un se promenant, l'autre écrivant.

Le silence le plus complet régnait depuis quelque temps dans tout le logis, et on n'entendait que le petit gazouillement de la plume de Justin, quand, du fond de la cour, partit un léger tintement pareil au chant du grillon dans un foyer. Inglorius prit son chapeau.

« Vous sortez, Monsieur? dit Justin.

— Je ne sais pas, » répondit Inglorius.

Et il descendit dans la cour.

CHAPITRE IX.

LA CLOCHETTE.

Dans la cour, auprès de la grand'porte, s'agitait une petite ombre dont Inglorius eut d'abord, dans l'obscurité, beaucoup de peine à préciser les contours. Néanmoins, il s'avança vers elle.

« Est-ce toi, ma petite clochette? dit-il.

— Eh bien! c'est cela. Appelez-moi Clochette, répondit une voix argentine. Puis, prêtez-moi votre bras, et venez. Voulez-vous? »

Sans attendre la réponse, la petite ombre, qui paraissait telle à cause de la grande mante qui l'enveloppait, avait pris le bras d'Inglorius, et l'entraînait par la grand'porte qui, n'étant retenue que par une grosse pierre, fut facilement ouverte et négligemment refermée.

Inglorius et Clochette marchèrent ainsi quel-

que temps, silencieux, à travers un dédale obscur
de rues, ruelles, passages et carrefours si compliqués qu'en plein midi le voyageur s'y serait
cent fois égaré, mais dont, grâce à Clochette, il
sortit sans encombre. Quand ils se trouvèrent en
plein champ, Inglorius prit la parole :

« Où me conduis-tu encore, sorcière mignonne? dit-il.

— Appelez-moi Clochette, répondit-elle.

— Oui, mais à condition que vous me direz
« tu » comme tout à l'heure.

— Non point, appelez-moi Clochette sans condition.

— Ainsi soit-il. Eh bien ! Clochette, que me
voulez-vous ?

— Écoutez. N'entendez-vous rien ?

— Non, rien.

— C'est égal. Allons plus loin. Je vais tout en
marchant vous conter quelque chose.

— Avant tout, Clochette, expliquez-moi....
Non, ne m'expliquez pas, mais dites-moi ce que
vous savez sur mon compte, et comment vous le
savez.

—Ah! oui, répliqua-t-elle ironiquement, dites-

moi comment, mais ne m'expliquez pas.... Vous
ne savez donc pas qu'on peut lire dans les yeux?
Les yeux, voyez-vous, sont deux fenêtres ouvertes sur l'âme. N'avez-vous pas, quelquefois,
en passant devant un rez-de-chaussée, jeté un
regard dans l'intérieur de la maison? L'on y voit
tout : la table, les chaises, la cheminée, le lit;
tous les détails de la chambre, tout le petit refuge de l'habitant ou de l'habitante se révèlent
en un coup d'œil. On devine la vie, les mœurs,
les habitudes, la religion, la profession, les désirs. Tout est là, et quelquefois l'on surprend la
personne elle-même, assise à son travail, ou va-
guant çà et là dans le laisser-aller du ménage.
On voit tout, on comprend tout, et pour cela, il
suffit d'une fenêtre entr'ouverte ou d'un rideau
mal tiré.

— Eh quoi! Clochette, est-ce que l'œil humain a pour vous des indiscrétions pareilles?

— Toutes pareilles; le vôtre surtout, monsieur le ruban cerise. On se penche un peu, et
l'on voit : la chambre éclairée, la bibliothèque
pleine, le lit vide, la cheminée déserte, le foyer
froid et bien garni d'un bon fagot tout prêt et qui

ne demande qu'à flamber. On voit la table couverte de papier blanc et un gros livre, blanc aussi, sur lequel on lit pour titre : *Dictionnaire des Légendes*. Ah ! les légendes ! les légendes du cœur ! Voilà ce que cherche l'âme habitante de ce lieu. Eh ! mon Dieu ! je l'ai vue elle-même, la pauvrette ! Elle va, vient, s'agite dans son ménage sans faire grosse besogne. Oui, je l'ai bien su découvrir, la maîtresse de la chambrette, la....

— La Psyché, dit Inglorius.

— Oui, continua Clochette, la Psyché, comme vous dites. Elle y était, mais blottie dans un coin, toute tremblante et toute rougissante de se trouver sous un regard étranger, comme une demoiselle surprise dans son désarroi.

— Diable ! miss Clochette, comme vous êtes habile ! Mais où me menez-vous ? Heureusement, la nuit est belle.

— Fort belle. Une lune pas plus grosse que mon poing, et des étoiles en veux-tu, en voilà. Oh ! le bon Dieu n'est pas chiche.

— Comment ! Clochette, vous parlez du bon Dieu ! une diablesse comme vous !

— Oui, une diablesse comme moi ! Et savez-vous en quoi il est bon pour moi, le bon Dieu? C'est qu'il m'a fait vous rencontrer, et que vous pouvez me sauver de bien des chagrins. »

Dans ce moment, les deux promeneurs entraient dans un grand bois, et la nuit redoubla autour d'eux.

« Eh bien! Clochette, dit Inglorius, que puis-je faire pour vous?

— Voilà, dit-elle. Je m'appelle Wilhelmine, mais pour vous je serai toujours Clochette. Je suis fille de M. Piaver, et j'ai un.... »

Elle hésita.

« Ah! Clochette, laissez-moi regarder à travers vos yeux, je verrai peut-être le reste.

— Non, non, dit-elle en se retournant et en redoublant les plis de sa mante. Je vais vous dire tout. J'ai donc un.... »

Nouvelle hésitation.

« Un amoureux! c'est entendu, dit Inglorius.

— Oui, mais il n'est pas riche, puis il est contrebandier. Vous savez : on va la nuit dans la montagne; on passe en fraude de la douane des dentelles, du tabac, des bijoux....

— Oui, je sais, je sais.

— Tout cela bien péniblement, bien périlleusement. Il faut, pendant les nuits d'orage (ce sont les meilleures), courir, chargé d'un gros ballot, à travers le froid, la neige, les précipices, pieds nus ; quelquefois on arrive, on reçoit de l'hôtelier à boire, à manger, à coucher, puis un petit bénéfice, et c'est tout. Si on est pris, tant pis. On est mis en prison et à l'amende, une grosse amende. C'est ce qui est arrivé à Zeb.

— Zeb ! dit Inglorius, c'est le nom de votre amoureux ?

— Chut ! dit-elle, c'est son nom de guerre. Il a donc été condamné à l'amende et à la prison. La prison, ce n'est rien ; il s'est échappé. Mais l'amende, comment la payer ? Et mon père ? comment lui dire que c'est lui qui.... que....

— Bon ! j'entends, dit Inglorius.

— Alors, reprit Clochette, pour l'aider un peu à gagner l'argent de l'amende, je me suis avisée de faire la sorcière. Ça amuse quelques personnes ; puis, par ce moyen, je détourne quelquefois les douaniers et les gendarmes, mais....

— Mais quoi ? Clochette,

— Mais je ne vois plus Zeb ; il ne peut plus se

montrer dans le pays tant qu'il n'aura pas satisfait à la loi, comme on dit, c'est-à-dire, payé beaucoup et été en prison un peu.

— Y a-t-il longtemps que vous ne l'avez vu? dit Inglorius.

— Huit jours à peu près, quoiqu'il soit toujours dans la contrée. Mais il se cache.... O mon Dieu! regardez, voyez-vous?... Voyez-vous?... s'écria-t-elle en s'interrompant.

— Quoi? Clochette.

— Là!... là!... »

Inglorius suivit du regard la direction indiquée par le doigt de Clochette, et à quelques centaines de pas, dans un fourré du bois séparé de celui où il se trouvait par une bande de prairie qui s'avançait comme une baie de verdure entre deux rivages d'arbres touffus, il vit un grand feu allumé, autour duquel s'agitaient, comme des ombres, plusieurs hommes, les uns debout, les autres assis, et qui semblaient en grande conférence.

Inglorius s'approcha sans bruit le plus possible, et il reconnut, à leurs brandebourgs et à leurs petites casquettes, les musiciens allemands rencontrés le matin. Au milieu d'eux pérorait, tantôt lisant, tantôt parlant, un personnage dont l'identité ne fut pas un instant douteuse pour Inglorius, grâce à la redingote qu'il portait. C'était Justin !

« Que diable font-ils là? » dit Inglorius.

Le couple aventureux était alors arrêté sous un épais bosquet d'arbustes dont le massif l'enveloppait. Tout à coup, et pendant que les deux promeneurs considéraient la scène étrange et fantastique qui se jouait devant eux, un homme en blouse vint à passer rapidement près d'eux, mais si près qu'il frôla dans sa course le bord de la mante de Clochette. Pour léger qu'il fût, le choc, sans arrêter le coureur, parut pourtant produire en lui une vive émotion, car en traversant la prairie vaguement éclairée des pâleurs de la nuit, il se retourna plusieurs fois comme pour s'expliquer la nature de l'obstacle qu'il venait de rencontrer.

Quant à Clochette, qui avait déjà tressailli une première fois au passage de l'inconnu, elle devint toute tremblante alors que celui-ci eut retourné sa face.

« Allons-nous-en, dit-elle à voix basse.

— Non, dit Inglorius; ceci est fort intéressant. N'êtes-vous donc pas curieuse? »

En ce moment le coureur en blouse atteignit le conciliabule. On le vit échanger quelques mots avec le groupe de causeurs. Soudain, le feu s'éteignit, et tous disparurent. Mais, malgré le silence dont ils semblaient vouloir couvrir leur fuite, Inglorius et Clochette pouvaient distinguer çà et là, dans les profondeurs du bois, des rumeurs vagues, comme des bruits de pas affaiblis, des éclats de branches cassées, et tous les sons indicateurs d'une marche rapide et précautionneuse.

« Allons-nous-en, allons-nous-en, » répéta Clochette.

Inglorius céda à ses instances, et, marchant silencieusement aussi, tous deux revinrent sur leurs pas.

Tant qu'ils furent dans le fourré, rien ne vint les arrêter; mais, au moment où, arrivés à l'entrée du bois, ils franchissaient un petit fossé qui en côtoyait la lisière, un homme se précipita sur Inglorius, s'empara brusquement de ses mains, et, sans rien dire, fit darder sur lui un regard enflammé. Clochette, effrayée, avait poussé un petit cri et fait un bond de côté comme une gazelle effarouchée. Quant à Inglorius, par un effort violent, il parvint à se dégager et s'écria :

« Qui va là? »

L'homme ne répondit pas, mais fouilla sous sa blouse, parut chercher une arme cachée et revint à la charge.

« Misérable! dit Inglorius, tu m'as blessé.

— Zeb! » s'écria Clochette.

A ce cri, l'agresseur s'arrêta pétrifié. Clochette saisit la main d'Inglorius, et la trouvant saignante, elle l'examina, se baissa, arracha une poignée d'herbe qu'elle appliqua sur la blessure dont elle compléta le pansement improvisé en la bandant de son mouchoir. Cela fait, et se retournant, elle marcha droit à l'inconnu, qui était resté debout, immobile et sans parole.

Cette stupeur pouvait avoir son explication en ceci, que Clochette, dans les divers mouvements nécessités par son opération chirurgicale, avait lâché sa mante qui était tombée, et sa chute avait subitement révélé la sorcière dans son prestigieux costume.

Cette robe noire pailletée, ces dentelles argentines, cette physionomie animée, ces bras nus, toute cette transfiguration formaient, en effet, à la clarté des étoiles, un étrange et impressionnant spectacle. Clochette s'avança vers l'homme, l'entraîna à quelque distance, murmura vivement quelques mots à son oreille, puis, le ramenant docile et tremblant devant Inglorius :

« Demande pardon, » lui dit-elle.

L'inconnu ne put trouver un mot, mais il ôta avec hésitation le bonnet sombre qui couvrait son front et s'inclina.

« Va-t'en maintenant, dit Clochette, qui remit aussitôt sa mante et reprit le bras de son cavalier.

— Ma chère Clochette, commença Inglorius, quand l'étranger se fut éloigné.

— Chut ! taisez-vous, ménagez-moi ! je suis toute honteuse.... Heureusement, votre blessure est légère.... Oh ! Monsieur, reprit-elle avec plus d'insistance et en se pressant au bras d'Inglorius, pardonnez-lui, pardonnez-moi.... je vous expliquerai....

— Ne m'expliquez rien, dit Inglorius, je com-

prends! c'est Zeb, n'est-ce pas? Il est amoureux
et il est jaloux. Ah! il est bien heureux, allez!
je lui pardonne et je l'envie.

— Ah! Monsieur, que vous êtes bon, et que
je suis désespérée!

— Pauvre Clochette! ne vous tourmentez pas
ainsi. Zeb souffre plus que moi, et néanmoins je
vous jure que je voudrais être à sa place.... Mais
ne vouliez-vous pas me parler? vous aviez une
demande sur les lèvres quand nous avons été interrompus. Allons, enfant, ne tremblez pas ainsi,
dites-moi....

— Oh! non, Monsieur, je n'ose plus rien dire,
plus rien demander maintenant. Zeb a gâté notre
clair de lune; il vient de me ravir le peu de courage que j'avais.

— Comment cela, ma petite sorcière?

— Sorcière? non, vous le savez bien; ne vous
moquez pas. Plus tard, peut-être, je vous dirai.

— Plus tard, ma Clochette? Mais nous partons
demain!

— Oh! je saurai bien vous retrouver.

— Me retrouver! eh! pauvre enfant, je vous
l'ai dit, je ne sais pas moi-même où je vais.

— Je le sais, moi, dit Clochette.

— Là! vous voyez bien que vous êtes sorcière.

— Non, Monsieur, non, mais vous apprendrez
plus tard.... »

Clochette était évidemment trop émue pour
pouvoir continuer son rôle; le retour fut silencieux. Quand ils arrivèrent aux portes de la ville,
une horloge lointaine sonnait minuit; tout était
noir, morne et désert. Clochette hâta le pas, introduisit bientôt son compagnon dans la cour de
l'auberge, et là, s'arrêtant, lui dit :

« Montrez-moi votre main !

— Ce n'est rien, dit Inglorius, une petite cou-
pure.... Je vais vous rendre votre mouchoir.

— Non, dit-elle, gardez-le, et cela aussi, ajouta-t-elle en détachant le ruban de velours qui
flottait à son cou : ce sera le souvenir de *Clochette,*
souvenir fraternel; vous le mettrez avec le petit
fichu cerise.

Ceci dit, Clochette se glissa dans la maison
par une issue connue d'elle, et disparut comme
un furet dans un terrier.

Inglorius s'avança vers la porte de la cuisine,

mais il tenta en vain de l'ouvrir, elle était fermée. Au moment où il songeait à appeler, une lumière brilla dans l'intérieur, la clef tourna dans la serrure, et Clochette reparut.

« Tenez, voilà votre flambeau. Adieu, Monsieur, dit-elle.

— Au revoir, Clochette, » dit Inglorius, et il monta dans sa chambre.

Le premier objet qu'il vit en y entrant, ce fut Justin, qui, plongé sous ses couvertures et ronflant en contre-basse, paraissait dormir comme une marmotte innocente.

CHAPITRE X.

CORRESPONDANCE.

Le lendemain, Inglorius s'éveilla assez tard, il s'étira, et voyant le lit de son voisin vide, il se leva, fit sa toilette, et mit le nez à la fenêtre. Le ciel était splendide, et la cour, où caquetaient, furetant dans le fumier ou s'ébattant dans le suint, nombre de poules et canards, était déjà fort animée et toute pleine de soleil. Graff sortait de l'écurie, traînant après lui, par la bride, les chevaux qu'il devait ramener à la manufacture. En ce moment, Prospero et Salluste vinrent trouver le groom pour faire sans doute leurs adieux à leurs petits écossais....

Inglorius vit alors Graff tirer sournoisement de sa poche deux lettres, l'une sur papier blanc, l'autre sur papier bleu ; la première, à Prospero, la seconde, à Salluste. Et Inglorius se rappela alors les paroles de la petite sorcière : « Demain, « vous recevrez deux jolies dépêches : la lettre « bleue sera pour le blanc, et la blanche pour le « bleu. »

« Allons ! se dit-il, pendant que les deux jeunes gens regardaient partir Graff qui sortait de l'auberge, emmenant toute sa cavalerie, Clochette est plus sorcière qu'elle ne le dit. Puis, appelant Prospero : Avez-vous vu Justin ? dit-il.

— Justin déjeune, » fut-il répondu.

En effet, Inglorius, en descendant, trouva Justin depuis longtemps attablé et finissant son premier repas.

« Justin !

— Monsieur.

— Comment trouves-tu la cuisine du *Tourne-Bride?*

— Parfaite, Monsieur.

— Il faut pourtant la quitter.

— Quand Monsieur voudra, dit Justin. Monsieur veut-il prendre le chemin de fer ? il y a une gare de station ici.

— C’est une bonne idée, Justin ; tu vas prendre quatre billets pour....

— Pour ?...

— Ah ! voilà le problème ; voyons, Salluste et Prospero, donnez vos ordres à Justin.

— Monsieur, dit Salluste, nous nous confions à vous.

— Fort bien ! et moi, je me livre à Justin. Messieurs, je dois vous dire que Justin possède toute ma confiance ; cet homme-là fait mon bonheur ; il a des allures profondes, détournées, ambiguës, et d’un louche qui m’enchante. Justin, tu vas choisir la route qui te conviendra, agis selon ton caprice, mais à une condition....

— Laquelle, Monsieur ?

— A la condition que, malgré ton abandon et ta franchise habituelle, tu te garderas à toi-même un inviolable secret sur la direction que tu vas nous faire suivre, et que pour rien au monde, et malgré nos instances, tu ne nous révéleras le mystère de notre chemin.

— Je le jure, Monsieur, dit Justin. Les portemanteaux de ces messieurs sont prêts. Déjeunez, je reviens dans un quart d’heure. »

Et Justin partit, laissant ses trois compagnons à table.

Un quart d'heure après, Justin revenait, sa commission faite, et les billets en poche.

Ce ne fut pas sans une certaine curiosité qu'Inglorius et ses deux jeunes amis parcoururent des yeux, en arrivant à la gare, toute la nomenclature des villes indiquées sur le tableau d'itinéraire, et qui semblaient se mettre à leur disposition. Prospero proposait une gageure dans le sens de la ligne du nord-nord-est; Salluste, pour la direction ouest-sud-ouest; Inglorius dit :

« Ne pariez pas ! la gageure serait nulle, devant être sans solution, car il faut que nous ignorions à jamais les noms des pays traversés par nous.

— Pourquoi? dit Prospero.

— Pour apprendre la géographie, la géographie sincère et l'ethnographie pure; pour pouvoir faire une juste, impartiale et libre appréciation des peuples et des contrées que nous allons découvrir. Rien, ajouta Inglorius, ne fausse le jugement comme les noms, titres et dénominations; on part généralement avec des idées préconçues et recueillies dans vingt volumes de voyage; on ne voit plus les objets qu'à travers les *Guides* et les *Manuels;* tout devient alors sujet, ou de déception, ou, ce qui est pire, d'admiration notée, classée et chiffrée d'avance. Nous, Messieurs, nous nous livrons à la nature, corps et âme; la terre va être pour nous comme une planète vierge dont nous serons les premiers visiteurs; les peuples seront des inconnus qui vont nous recevoir avec la spontanéité de leurs mœurs. Les nations seront des beautés anonymes qui, ne nous donnant ni leurs noms, ni leurs adresses, garderont, par cette coquetterie -même, tout le piquant de leur imprévu et toute la fraîcheur de leur originalité; en un mot, nous serons en plein bal masqué géographique.

— D'ailleurs, dit Prospero, nous chercherons à deviner.

— Et nous nous tromperons, dit Salluste. Nous nous croirons à Constantinople quand nous serons à Tombouctou; ce sera curieux!

— A la bonne heure! dit Inglorius. Permis cela, pourvu qu'on ne vérifie jamais. Nous allons

partir pour le royaume du logogriphe, logogriphe
dont nous ne saurons jamais certainement le mot.
J'autorise cependant les notes datées dans le
genre de celles-ci. Exemple : « 10 juillet, nature
sauvage. Des chacals dans des plaines de sable.
Est-ce le désert? Des singes; est-ce l'Amérique?
La mer à l'horizon, est-ce la Méditerranée? Des
cocotiers sur le rivage; est-ce l'Océan? Des vaisseaux étranges passent au loin sans pavillon;
sont-ce des galiottes? Nous sommes à Java. Non.
Sont-ce des jonques? nous sommes en Chine. »
Le lendemain, en nous apportant de nouveaux
problèmes, nous prouvera que nos suppositions
de la veille n'étaient que des erreurs, et que
nous évoluons peut-être autour de Canton, ou
de Smyrne, ou de Rio, ou d'Alger, ou de Saint-
Pierre Martinique. Et puis, plus tard, au retour,
après avoir dépouillé et compulsé nos notes,
nous consulterons enfin les récits des voyageurs,
les *Guides,* cartes, plans, atlas; les pieds en
pantoufles, nous partirons pour un nouveau
royaume, le royaume des conjectures, et sur les
hypothèses de nos notes, nous tâcherons de reconstituer notre itinéraire avec toute la franchise

de nos impressions. Voilà, Messieurs, comment l'on profite de ses voyages. »

Un coup de sifflet se fit entendre ; le train arriva haletant. La machine portait sur son flanc ce nom : *l'Aventure*. Elle repartit bientôt en emportant les aventuriers.

Ils coururent ainsi pendant plus de vingt-quatre heures, tantôt dormant, tantôt causant, laissant, prenant des compagnons de route, voyant défiler, à droite et à gauche, comme des nuages dans un coup de vent, des montagnes, des fleuves, des vallées, des forêts, des villages naïfs, des villes dont les toits et les clochers brodés déchiquetaient le ciel de leurs silhouettes, des plaines fertiles, quelquefois des bois, quelquefois des baies, des ports aiguillés de mâtures échevelées, au loin la mer, au loin le ciel.

Le lendemain soir, Justin dit tout à coup :

« Nous sommes arrivés ! »

On descendit, on se partagea les bagages, on monta dans un véhicule troglodyte, au milieu d'une population baragouinant un langage si escarpé et si hérissé de consonnes, qu'il agissait sur le tympan comme des dents de scie. Bientôt,

les quatre voyageurs furent déchargés, en pleine
nuit, dans un hôtel dont l'escalier compliqué res-
semblait à un grand coquillage. Ils furent ins-
tallés dans deux chambres annexes. Là, chacun
se mit à écrire.

PROSPERO A PALOMBE.

« Ma chère Palombe,

« Je ne sais point où je suis, ni d'où je t'écris,
mais je sais que je suis loin de toi, et c'est de là
que je date ma lettre. Que m'importe le reste?
Être loin de toi, n'est-ce pas être au bout du
monde? Nous voilà séparés pour quelque temps
avant d'être unis pour toujours. Il faut tout le
charme de cette seconde pensée pour adoucir l'a-
mertume de la première. Ma chère petite blonde,
as-tu bien pleuré après notre départ? Je le crois;
vois comme je suis fat. Je l'espère; vois comme
je suis cruel. Ne m'en veuille pas trop de ce
mauvais sentiment, je vais t'en distraire en te
contant une partie de mes aventures.

« Tu nous a laissés sous la conduite de M. Inglorius. Je ne te ferai pas son portrait. Tu l'as vu; mais l'as-tu regardé? Peut-être pas? Pauvres gens! nous étions si occupés de nous-mêmes en ce premier jour de voyage, en ce dernier jour de réunion!

« M. Inglorius, vois-tu, est un original. Il est atteint d'une maladie qu'on pourrait appeler le paradoxe à l'état chronique; mais il est instruit et gai, c'est tout ce qu'il nous faut. Il a horreur de la banalité, et dès le premier jour, par je ne sais quelle sorte d'influence qu'il exerce naturellement, il nous a fait partager toutes ses idées.

« Arrivé à Heugen, il a découvert une petite sorcière qui nous a dit notre bonne aventure. La sorcière a fort bien rempli son rôle; elle nous a, entre autres choses, prédit, à Salluste et à moi, que, dès le lendemain, nous aurions de vos nouvelles, ajoutant : « La lettre bleue sera pour le « blanc, et la blanche pour le bleu. » Dès le lendemain, je recevais par Graff une lettre de Sabine, qui me recommandait Salluste, et m'engageait, en ma qualité d'aîné, à bien veiller sur lui, sur sa santé, puis aussi sur son cœur. Que Sabine soit tranquille, je lui garderai son fiancé, et il ne

8.

dépendra pas de moi que la belle couleur bleu de ciel qui les distingue tous deux, change, s'altère ou s'efface dans le cœur de son Salluste.

« Revenons à M. Inglorius. Regarde-le cette fois. Le voilà embarqué dans le chemin de fer de Heugen, assis en face de moi, et ayant à sa droite son domestique et caissier Justin. Encore un original qui croise ses jambes avec Salluste, mon voisin de gauche.

« Le reste du compartiment, étant encore vide, est encombré de nos bagages. A peine partis, M. Inglorius qui, d'après une théorie développée au moment de notre départ, veut que nous ignorions tous et la direction et le but de notre route, commence à nous prêcher les avantages de cette méthode, qu'il déclare incomparable pour étudier la géographie et l'ethnographie pratiques.

« Naturellement, nous en tombons d'accord, étant toujours de l'avis de ceux qui nous amusent. Notre homme, alors, entreprend le récit d'un vieux conte oriental dans lequel il voit toute une prédiction.

« C'est encore une théorie à sa manière; je te la transmets :

« Un vieillard, sentant approcher sa fin, appela
« ses trois fils, et après leur avoir partagé également
« ment ses biens : Il me reste, leur dit-il, un dia-
« mant d'une grande valeur, mais comme je ne
« puis le diviser sans le déprécier, je le réserve
« tout entier pour celui d'entre vous qui, après
« une absence de six mois, me rapportera de ses
« voyages la chose la plus précieuse. » Les trois
« jeunes hommes se donnent rendez-vous dans
« un lieu et à une époque déterminés, et partent.
« Les six mois s'écoulent. Les trois frères se re-
« trouvent, se racontent leurs aventures, et se
« montrent mutuellement les trois merveilles
« qui doivent concourir pour assurer au plus
« habile, ou au plus heureux, la possession du
« diamant.

« Voici, dit le premier, en montrant une con-
« que marine, un coquillage au moyen duquel
« on peut communiquer à grande distance.

« Appliqué à la bouche, c'est un porte-voix qui
« transmet à mille lieues la demande ; appliqué
« à l'oreille, c'est un cornet acoustique qui donne
« immédiatement la réponse.

« Le second reprend : J'ai ici un tapis qui ne

« le cède en rien, mon frère, à votre coquillage ;
« en s'y asseyant, on peut, en un instant, être
« transporté, quel que soit son éloignement, au
« lieu que l'on désire visiter.

« Le troisième parle à son tour : J'admire,
« dit-il, vos découvertes, mais peut-être recon-
« naîtrez-vous que ceci peut rivaliser avec elles.
« C'est un fruit bien simple et bien petit, mais
« il suffit de le faire sentir au malade le plus
« désespéré pour qu'il soit guéri sur l'heure.

« Essayons, dirent alors les trois voyageurs,
« la vertu de chacun des objets. Mais sachons
« d'abord des nouvelles de notre père.

« Le coquillage fait donc aussitôt son office,
« et donne pour réponse que le père est à toute
« extrémité. Le départ est décidé, et le tapis
« transporte immédiatement les enfants inquiets
« dans la chambre du vieillard : celui-ci est mou-
« rant, mais le fruit lui a bien vite rendu la santé,
« et ne sachant plus à qui attribuer le diamant,
« le père le leur abandonne indivis à tous
« trois. »

« Le conte, tu le connaissais, ma Palombe,

mais la conclusion de M. Inglorius, tu l'ignores. La voici : « Ce récit est un symbole et comme un « mythe prophétique renfermant toutes les mer- « veilles de notre industrie et de nos sciences « modernes. Le coquillage n'est autre chose que « le télégraphe électrique ; le tapis, c'est le che- « min de fer ; quant au fruit, n'en déplaise aux « docteurs de l'ancienne école, c'est la médecine « homœopathique. Le conteur arabe a prévu « toute notre civilisation. »

« M. Inglorius ne s'en est pas tenu là ; mais te redire toute sa conversation !... ma lettre n'en finirait pas. Cependant, les paysages sans nom défilaient, couraient, se précipitaient les uns sur les autres à côté de nous. Enfin, après un jour et une nuit de marche, ou plutôt de course en oura- gan (style Inglorius), nous voilà arrivés, et je t'écris. Je t'écris que je t'aime, que je t'aime sur- tout cent fois plus qu'auparavant. L'amour, je le soutiens, gravite en sens inverse de la loi de Newton. Les cœurs s'attirent dans l'espace en raison directe du carré des distances. Dis cela à Thornston qui, en ce qui regarde la matière, nous a enseigné une formule toute contraire.

Pauvre Thornston! lui qui était si fier de son compatriote! « Découverte anglaise! » ajoutait-il toujours à la fin de sa démonstration. Eh bien! la voilà singulièrement modifiée, la découverte anglaise! Et cette loi nouvelle, c'est à toi, ma Palombe, que le monde va la devoir.

« Que dira Thornston?

                « Tout à toi,

                        « Prospero.

« *P. S.* Répondez-nous en bloc dans une enveloppe adressée à M. Justin Pellagru, à.... C'est son secret. Il vous dira lui-même ce qu'il faut que vous en sachiez, et nous fera en retour la distribution de vos dépêches. »

SALLUSTE A SABINE.

« Chère Sabine,

« Nous voilà séparés! nous voilà en pleine lettre. Ah! je vois bien en quoi est vrai ce que l'on dit, que les voyages forment la jeunesse; c'est-à-dire que les voyages, en séparant ceux qui s'aiment, forment.... le style épistolaire. Hélas! ma chère, nous voilà condamnés à ce triste style qui va remplacer celui que nous savons, ou du moins que tu sais si bien, le style de la causerie. Jusqu'à présent, nous avons vécu dans un tel tourbillon, que mon cœur n'a pas encore eu le temps de savourer la douleur de la séparation. Triste expérience qui me fait peur! Je suis donc comme la chirurgie moderne; je cherche à endormir ou à enivrer mon malade pour faciliter l'amputation. Laisse-moi donc m'étourdir encore, même en t'écrivant.

« Au reste, nous avons déjà reçu de vos nouvelles. Une prophétesse nous les avait promises, et Graff a justifié la prédiction en me remettant à son départ.... quoi? une lettre de miss Palombe, qui me recommande Prospéro. Je dois noter ses actes, inspecter ses démarches, surveiller ses sentiments.... ses sentiments surtout! Je suis l'espion de Palombe sur Prospero. J'accepte le rôle, tout odieux qu'il soit, bien sûr de n'avoir que de bons rapports à faire à mon blond petit chef de police.

« Nous voilà donc en pleine expédition. Notre

guide Inglorius et son domestique ou caissier Justin sont deux excentriques. J'aime déjà le premier comme un Thornston. Il nous fait voyager, ainsi que le rat de la fable : « Voilà les Apen-« nins, et voici le Caucase. »

« Nous en sommes là, ma chère, et je crois avoir déjà fait le tour du monde au moins, tant en quelques heures nous avons vu passer d'horizons devant nous. Je me demande quelquefois si tout cela n'est pas une illusion, et si nous n'avons pas, tranquillement assis dans des fauteuils, assisté au spectacle d'un immense panorama mobile dont une manivelle à vapeur faisait rapidement tourner la roue motrice. Mers, montagnes, contrées et cieux, tout a passé, avec un grand bruit, il est vrai (ce qui m'a fait croire que la machine n'était pas bien graissée), mais avec une si grande vitesse, qu'à la longue, j'en étais fatigué. Alors, j'avais devant moi notre ami Inglorius qui, lui aussi, est un causeur à ressorts. On n'a qu'à pousser certain bouton que je commence à connaître, et crac! il part comme une boîte à musique. Inglorius est toujours monté; c'est un drôle de corps! Il a dans la tête un intarrissable écheveau qui se dévide indéfiniment. Il est intellectuellement du genre des araignées. Tout ce qu'il s'assimile par les sens se change en une sorte de substance d'idées, qu'il tisse immédiatement en paroles. Si l'on ouvrait cette tête, on y trouverait, je l'affirme, une série de machines, laminoirs, foulons, cordes, dévidoirs et bobines, semblables à celles que Thornston a fait faire chez nous pour filer le laiton sans fin. Ce cerveau file l'idée sans fin; il est toute une usine : heureusement, on peut l'arrêter comme on peut la faire marcher à volonté.

« Dès notre départ, la conversation s'est vivement engagée sur la torpeur du moyen âge, comparée à l'activité de l'industrie moderne. Après avoir admiré, chanté, célébré celle-ci sur le mode lyrique, mythologique et symbolique, tu crois peut-être qu'Inglorius a anathématisé la première? Point du tout : il s'en est emparé, il l'a roulée sur ses cylindres, a mis sa machine en mouvement, et en a tiré sur-le-champ une épopée, dont je vais te citer à peu près l'invocation :

« Oh! pour l'art, quelle époque magnifique

« que ce moyen âge, où les sujets épiques sur-
« gissaient de toutes parts sur un sol jonché de
« merveilles !

« Émigrations des peuples, coups d'épée car-
« lovingiens, l'an 1000 et la fin du monde, bar-
« barie conquise au christianisme, guerre des
« investitures, luttes des Guelfes et des Gibelins,
« croisades, inventions, découvertes, voyages,
« grandes extravagances, grandes aventures,
« folles entreprises, tout se lève devant vous
« comme une immense forêt vierge, où moines
« et soldats, châtelaines et fées, chevaliers et pa-
« ladins, astrologues et sorciers se heurtent dans
« la nuit. Chaque aspiration, chaque effort, cha-
« que séve, chaque croyance se dressent comme
« des chênes énormes au feuillage touffu, gigan-
« tesque, échevelé, que le souffle des passions
« humaines ébranle d'un bout de l'Europe à
« l'autre ; et d'arbre en arbre, de branche en
« branche, en haut, en bas, partout, montent,
« courent, se déroulent et s'enlacent, dans les
« nœuds d'une inextricable fantaisie, les lierres
« sombres de la tradition, les lianes de la chro-
« nique, et les festons fleuris de la légende. C'est

« là, c'est au milieu de cet épanouissement co-
« lossal, que, furetant dans cette ombre sans
« route, et s'appelant l'un l'autre, s'avancent ces
« hommes titans, générateurs du monde nou-
« veau : Jacques de Voragine, Dante, Copernic,
« Galilée, Colomb, Gama, et tant d'autres qui
« se sont perdus dans la profondeur des bois,
« pendant qu'un peu plus loin, derrière eux,
« marchant discrètement et sans bruit sur la
« mousse, apparaît vaguement un sublime traî-
« nard de cette caravane errante, c'est Guttem-
« berg! furtif, il se glisse à leur suite à travers
« les derniers brouillards du matin, car le soleil
« va se lever! »

Ici, je l'ai interrompu, car il se laisse volontiers interrompre, bien sûr qu'il est de pouvoir
reprendre et rabouter son fil à son gré.

« — Cependant, monsieur, lui ai-je dit, com-
« ment conciliez-vous, dans votre enthousiasme,
« ces deux idées : industrie moderne et moyen
« âge, activité et torpeur, civilisation et inertie
« barbare? N'accuse-t-on pas ce moyen âge que
« vous admirez d'avoir arrêté le développement
« social, n'attribue-t-on même pas à un esprit

« systématique de ces temps les ténèbres qui les
« couvrent?

— « Jeune Salluste, m'a-t-il répondu, on a été
« plus loin, on a fait retomber, sur le christia-
« nisme lui-même, la responsabilité de cette
« ombre de quinze siècles, on a dit que ce sys-
« tème obscurant ressortait de l'esprit chrétien
« lui-même. Il n'en est rien. Cette accusation est
« la suite d'une fausse interprétation d'esprits
« aveugles ou passionnés ; et, bien que cette
« obscurité dont on parle puisse encore avoir eu
« son charme, je tiens à vous démontrer que l'É-
« vangile, en recommandant la vie monastique
« et contemplative, c'est-à-dire la foi et le renon-
« cement, n'a jamais condamné ni proscrit l'acti-
« vité sociale, le mouvement des sciences, l'ardeur
« industrielle, le progrès en un mot. Écoutez :
« En ce temps-là, Jésus entra dans un bourg
« où une femme, nommée Marthe, le reçut dans
« sa maison. Elle avait une sœur, nommée Ma-
« rie, qui, se tenant assise aux pieds du Sei-
« gneur, écoutait sa parole. Pour Marthe, elle
« était fort occupée à préparer tout ce qu'il fal-
« lait. Elle vint donc trouver Jésus, et lui dit :

« Seigneur, ne remarquez-vous pas que ma sœur
« me laisse servir toute seule? dites-lui donc de
« m'aider. Le Seigneur lui répondit : Marthe,
« Marthe, vous vous inquiétez et vous vous em-
« barrassez du soin de beaucoup de choses; or,
« une seule est nécessaire : Marie, a choisi la
« meilleure part, et elle ne lui sera point ôtée. »

« Eh bien! ne le voyez-vous pas, ajouta In-
« glorius, Marthe, c'est la nature, la science et
« la raison; Marthe, c'est l'industrie, c'est le gé-
« nie moderne, c'est l'imprimerie moderne, la
« vapeur, l'électricité. Marthe fait, tant qu'elle
« peut, le ménage de la société et de la civili-
« sation. Le maître ne la condamne point; c'est
« une sainte femme, et il mange chez elle; il se
« contente de reconnaître que la poétique Marie
« a choisi la meilleure part. N'êtes-vous pas de
« son avis? Quant à nous, messieurs, dit Inglo-
« rius en finissant, efforçons-nous de rêver
« comme Marie, tout en profitant des travaux de
« sa sœur, l'active, l'infatigable Marthe. »

« Voilà, ma belle Sabine, un échantillon du
genre de notre Inglorius. Une chose, que j'ai re-
marquée et qui me préoccupe, c'est que, pendant

que celui-ci parle, le domestique ou caissier Justin prend constamment des notes. Qu'en fait-il? Serait-ce aussi un secrétaire?

« Adieu, Sabine. Quel gros volume je t'envoie! Mais je vais y ajouter, en un mot, quelque chose de bien plus considérable encore : je t'aime!

« Ton fiancé,

« SALLUSTE. »

Prospero et Salluste eurent à peine achevé leurs épîtres que, par instinct fraternel autant que par habitude, ils se les communiquèrent. Tout à coup, ils relevèrent la tête et s'écrièrent ensemble :

« Ah! tu es mon espion !

— Ah! tu es mon mouchard !

— Donc, tu dois me surveiller!

— Donc, tu es chargé de m'épier!

— Mais, à mon tour, je rendrai bon compte de tes actes.

— Mais, réciproquement, je ferai mon rapport sur ta conduite.

— Salluste, mon étourdi, je vous conseille la réserve !

— Prospero, mon gaillard, je vous engage à la circonspection ! »

Et les deux frères terminèrent le dialogue par deux grands éclats de rire.

Pendant ce temps, voici ce qui se passait dans la chambre voisine.

Justin s'était établi à une table, auprès de la fenêtre, dans un lieu formidablement retranché d'un paravent, de trois fauteuils et d'un double rideau. Là, voyant qu'Inglorius, debout, griffonnait sur l'angle de la cheminée, et se sentant d'ailleurs à l'abri de toute surprise dans sa forteresse dont les abords étaient, en outre, hérissés de tabourets en manière de chausse-trappes, il tira lentement de sa poche une missive soigneusement adressée, au dos de laquelle brillaient, empreints dans la cire, le poignard et le flambeau croisés. Il rompit silencieusement le cachet, et lut :

« Mon cher ami,

« Je t'écris cette lettre pour te dire que je me

porte bien et que je souhaite que la présente te
trouve de même. Ma position s'est encore améliorée depuis ma dernière lettre ; j'ai monté en
grade, et je m'en trouve bien, mes appointements
ayant augmenté. Je t'envoie, ci-joint, fait d'après
ma nature, mon portrait, que tu trouveras, je
crois, ressemblant.

« Ton ami,

« L'Associé. »

Justin braqua immédiatement sa loupe sur
l'endroit désigné, et, au-dessous de la signature,
où se trouvaient quelques dessins imperceptibles,
dus à la photographie microscopique, il rencontra ces mots :

« Citoyen,

« Je me hâte de t'informer, au nom de la société de l'Idée souveraine, que l'heure approche
et qu'il faut te tenir prêt. Je ne suis plus aide
dans les cuisines du prince ; mes quelques talents ont percé et m'ont fait reconnaître comme
supérieur à ces viles fonctions. Je suis entré dans

le cabinet du grand-duc en qualité de sous-secré-
taire.

« Cette situation va singulièrement faciliter
nos projets ; outre qu'elle met à ma portée bien
des secrets d'Etat dont je puis faire profiter l'Idée,
elle me rapproche de la personne du grand-duc.
Je laisse désormais de côté les drogues, devenues
inutiles ; ce moyen me répugne, car le fer est
plus sûr et va mieux à ma main. Nos musiciens
parcourent toujours le pays : ils attendent le signal qui ne peut tarder ; et puisque la question
des fonds te regarde, envoie toujours. Veille et
sois prêt.

« Z...,

« *N° 1 de la Société de l'Idée souveraine.*

« Brûle. »

Les caractères déchiffrés, Justin approcha de
sa bougie allumée la lettre qui fut bientôt consumée à cette flamme ; puis il répondit :

« Mon cher ami,

« Je te félicite de ta nouvelle place ; je la crois,
comme toi, meilleure et plus sûre pour les pro-

jets. De mon côté, je travaille, et, en ce qui me concerne, tout va bien. D'ici à peu de temps, j'aurai des sommes importantes entre les mains, et nous pourrons faire face aux premières nécessités. J'ai déjà payé de forts à-comptes à nos musiciens, dont j'ai rencontré un détachement, et qui sont pleins de zèle et d'ardeur. Leurs instruments, confectionnés par moi, jouent admirablement, et, sous leurs doigts, permettent des effets d'harmonie inattendus.

« Il m'est arrivé, il y a quelque temps, une aventure dont j'espère tirer grand parti. La femme de l'oncle de mon pupille, oncle fort riche, venait souvent me voir, sous prétexte de me recommander Joseph, qui doit réellement l'intéresser fort peu ; aussi ne m'en parlait-elle jamais. Elle avait pourtant avec moi des manières bizarres. Par exemple, dès son entrée dans mon atelier, elle se hâtait de quitter son châle et son chapeau, comme une actrice quitte, après la pièce, un costume de théâtre ; elle s'asseyait au coin de mon feu, dans mon fauteuil ; me disait de délacer ses bottines et de lui chausser mes pantoufles. Cela fait, elle entamait, avec une voix de l'autre monde, une conversation pleine de phrases hachées et saccadées, tantôt vagues et indéfinies, tantôt brèves et énergiques. Ce qu'il y avait au fond de sa pensée, je l'ai long-temps cherché. Elle ne me parlait presque ja-mais qu'à la troisième personne, et dans ces for-mes-là :

« Justin…. est-il heureux ? Justin…. m'ai-
« me-t-il ? »

« Je répondais comme je pouvais, ne sachant point ce qui battait au fond de cette fièvre. Une chose claire en ressortait pourtant : c'est que cette femme avait un secret, un secret profond, un secret passionné. Ce mystère, malgré ses formes enveloppées, je l'ai enfin deviné…. Cher ami, cette femme m'aimait !… J'ai agréé, avec respect, ce sentiment violent et dissimulé. J'ai compris tout l'avantage qui résultait, pour nous, de cet amour d'une femme riche, et que l'âge et la santé de son mari réservaient à un prochain veuvage. Je ne voulus rien brusquer ; mais, du reste, son attitude, étrange au premier abord, était, en fait, pleine de mesure, et m'inspirait une sorte de retenue, dont je n'ai point dû m'affranchir. Néanmoins, elle m'aimait; je n'en pouvais douter.

« Ceci dura quelques mois. Un jour, j'appris que l'oncle de mon pupille était mort subitement; que la fortune, cette fortune sur laquelle je comptais, en partie au moins, pour Joseph, se partageait, par testament, entre la veuve et la fille adoptive du défunt, et que nous restions petits rentiers comme devant. J'ai couru à l'hôtel mortuaire; là, j'ai su qu'un sieur Braken avait été nommé tuteur, et que, la veille, il était parti en emmenant Laure et la veuve dans un château éloigné. On ajoutait que la veuve était folle.... Folle! mon ami; folle! comprends-tu? folle! pourquoi?... L'occasion était-elle perdue à jamais? J'avais dès lors des devoirs supérieurs à remplir; je les remplis en ce moment, mon ami. Je sais comment rendre la raison à cette veuve. Je connais le lieu où ledit Braken cache ses mineurs, lieu justement voisin de nos opérations. J'ai mes projets. Je dirige Joseph, sans qu'il s'en doute; nous courons ensemble à une conquête que nous partagerons, et dont, grâce à l'influence que j'exerce sur lui, la valeur tout entière doit profiter à l'Idée souveraine. Nous sommes en bonne route. A bientôt.

« Ton ami,

« J. PELLAGRU. »

P. S. « En passant à Heugen, nous nous sommes arrêtés à l'hôtel du *Tourne-Bride*, dont je connais les propriétaires, M. et Mme Piaver. Ces braves gens ont une fille très-vive et très-futée, qui s'amuse à faire la sorcière. J'ai su, par elle, des secrets importants. Voici comment la chose s'est passée. Après avoir inspiré à Joseph, grand amateur de merveilles, le désir de consulter la jeune sibylle, j'ai été la trouver, pour la prévenir; elle s'est costumée, selon son rôle, et a été mise, par moi, un peu au courant de nos petites affaires. Tout en causant, je lui ai dit :

« Êtes-vous la fille unique de M. et Mme Piaver, Mademoiselle ?

— De Mme Piaver, oui ; de Monsieur, non.

— Ah ! M. Piaver a donc un autre enfant ?

— Oui, une fille, d'un premier mariage ; une sœur que je n'ai jamais vue.

— Vous ne l'avez jamais vue ! vous ne la connaissez donc pas?

— Je n'ai pas dit que je ne la connaissais pas, j'ai dit seulement que je ne l'avais jamais vue.

— Alors qu'est-elle devenue?

— Oh! c'est un secret ; on m'a dit qu'elle avait été adoptée par un monsieur très-riche.

— Savez-vous son nom?

— De qui?

— Du père adoptif.

— Non.

— Et de votre sœur?

— Elle s'appelle Laure. »

« Ce fut un trait de lumière. J'ai révélé alors à mademoiselle Piaver et ce qu'était Joseph et mes desseins sur lui, si bien que j'ai fort intéressé la petite personne à mon pupille.

Or, elle est aimée d'un contrebandier, la petite ; par celui-ci nous aurons tous ceux du pays ; avec nos musiciens, voilà presque une armée. Les fonds, en un bon sur la banque ordinaire, partiront aujourd'hui. »

INGLORIUS A INGLORIUS.

« Ils écrivent tous ! Il faut bien, toi aussi, mon pauvre ami, que tu te trouves un correspondant ; mais, à qui envoyer tes pensées dans l'espace ? Tu es seul, malheureux ! et tout ce qui part de toi revient fatalement à toi. Eh bien ! n'importe ! C'est à toi que j'écrirai ; c'est en toi que je m'épancherai. Du même au même, comme disent les romans par lettres.

« Des trois milieux dans lesquels l'homme complet doit se mouvoir, la société, le livre, la nature, le premier t'est fermé, le second te répugne. Que te reste-t-il ? Le troisième, va donc pour la nature ! Elle te suffira, si tu ne vis ni par la tradition que fournit le livre, ni par la convention que produit la société. Tu auras au moins l'inspiration, l'enthousiasme, la personnalité vivace que donne la nature. Mais l'homme, pourras-tu t'abstraire de l'homme ? et surtout de la femme, cette idole inconnue, dont l'autel sans statue se dresse déjà en toi ? Pourras-tu jouir des eaux, des mers, des cieux et des forêts, sans une âme qui vibre d'accord avec la tienne? Est-ce vivre que de marcher dans un désert humain, où tu ne vois que des yeux et pas de regard, des ombres et pas de flamme, où tu n'entends que des paroles et point de sentiment, où tu ne rencontres que des corps et point de cœur?

« Eh! Joseph! pourquoi penses-tu à cette petite sorcière? T'aurait-elle révélé à toi-même? T'a-t-elle bien dit le mot de ton énigme! Oui, Joseph, indifférent à tous, qui se soucie d'Inglorius? et de qui Inglorius se soucie-t-il? O nature! mère universelle, ouvre-moi tes bras. Et pourtant, Inglorius, est-ce ta faute? Te souviens-tu qu'au collége, dans les heures d'étourderie enfantine, à l'âge charmant où l'indifférence est une grâce, et où, naturellement sauvage, l'enfant trouve un attrait irrésistible dans la lutte que son indépendance instinctive engage avec le livre et la société unis pour le discipliner, te souviens-tu de ces stratagèmes diaboliques inventés pour protester contre les tyrans, et pour les braver, ne pouvant les vaincre? Au dortoir, mon lit était à côté de la fenêtre; en dehors, se balançait la cloche qui, dès cinq heures du matin et à grands

cris dans mon oreille, hurlait : « Debout! debout!
debout! » L'hiver, les vitres étaient toutes jaspées
de givre; la buée des jeunes haleines s'y glaçait,
et formait comme une lèpre horrible sur la surface du verre dépoli. C'était une heure fatale que
celle du lever, après les songes affolés de nos
nuits, où du moins le sommeil était un refuge
pour notre jeune liberté. C'était l'assignation de
la vie sociale avec toutes ses rigueurs, que formulait la voix de cette cloche redoutée. J'avais
pris en haine le pauvre diable, le réglementaire
comme on disait, qui venait mettre en branle
l'implacable sonnerie.

« Quelquefois, le soir, quand tout dormait déjà
dans ce dortoir, je me levais, j'entr'ouvrais doucement la fenêtre, je relevais la cloche, je l'éta-
blissais toute droite, en équilibre sur ses touril-
lons, et, y transvasant le contenu de mon pot à
l'eau, je la remplissais jusqu'au bord, puis je
m'endormais dans l'espérance d'une douce alter-
native. En effet, alors de deux choses l'une : ou
l'eau gelait profondément pendant la nuit, et le
lendemain la cloche, à l'heure du réveil, restait
sourde et muette, malgré l'appel de sa corde agi-

tée ; ou l'eau conservait sa fluidité, et alors, dès le premier effort, la cloche, retournée, se vidait tout entière sur la tête du sonneur. Charmante plaisanterie, qui m'a coûté moins de châtiments qu'elle ne m'a délicieusement vengé !

« Que j'expie bien aujourd'hui cette coupable et symbolique expérience ! O cœur de femme ! cloche pure et sonore ! n'ai-je pas voulu parfois, à mon tour, faire tinter les parois de ta coupe harmonieuse ? Mais hélas ! moi aussi, je n'ai trouvé, malgré mon appel, qu'une masse sans écho et qu'un timbre glacé ! Parfois même, j'ai senti aussi, tout à coup, l'intérêt, l'égoïsme et l'ironie retomber en pluie glaciale sur le front du pauvre sonneur. Et pourtant, il sonnait le réveil à l'amour ! »

Ici Inglorius s'arrêta. Je ne sais quel souvenir survint, qui lui fit saisir dans sa poitrine le petit fichu cerise.

« Ah ! dit-il en souriant, ce jour-là, j'ai tant tiré la cloche que la corde m'est restée dans la main ! »

Quant au collier de velours, il ne l'oublia pas ;

il le prit, le contempla à son tour, mais il se sou-
vint de Zeb, et du mot « fraternel » qui avait terminé la confidence de la petite sorcière.

« Pour cette fois, Clochette, c'était la pluie ! »
s'écria-t-il en riant tout haut, et son rire se mêla
à celui des deux frères jasant dans la chambre
voisine. Inglorius s'empara violemment de son
papier, le froissa et jeta sa lettre à la poste, dans
le foyer, qui la dévora.

[illegible], le [illegible] à son [illegible], mais il se sou-
[illegible], et du moi [illegible] à qui avait [illegible]-
[illegible] le [illegible] sordée.
[illegible], c'est la [illegible]
[illegible] et son fis [illegible] le seul [illegible]
[illegible] le [illegible] dans la [illegible]
[illegible] qi le son
[illegible] la [illegible] à la [illegible] dans

CHAPITRE XI

UN MYTHE.

Quand, le lendemain, les aventuriers se furent levés, Inglorius trouvant le temps sombre, mit le nez à la fenêtre. Il pleuvait à torrents; les gouttes tombaient si dru et si serrées, que des milliers de reflets lancéolés traversaient incessamment l'espace.

« Justin, dit Inglorius en refermant la croisée, tranquillisons-nous, déjeunons et faisons du feu. Messieurs, ajouta-t-il en s'adressant à Salluste et à Prospero, c'est une halte au coin du foyer. Amis du plein air, nous allons bivaquer sous toit. »

Grâce au déjeuner, à un bon feu et à une provision de cigares dont Justin, revenu tout mouillé de la poste, rentra muni, on sut se résigner.

« Monsieur Inglorius, dit Salluste, si pour nous aider à supporter le mauvais temps, nous partagions entre nous le fardeau? Prospero allumerait les cigares, vous nous conteriez des légendes, et je me chargerais d'entretenir le feu.

— Jeune Salluste, reprit Inglorius, vous êtes un finaud. Vous me prenez par mon endroit faible, et je vois que l'indiscret Justin vous a communiqué l'objet de mes études. Des légendes! Eh bien! quelle légende vais-je tirer de mon sac? »

Ce disant, il porta la main à sa poche. Un bout du fichu cerise apparut.

Les deux jeunes gens, voyant ce mouchoir indiscret, ne purent s'empêcher de sourire.

« Sont-ce là vos couleurs? dit Prospero.

— Est-ce là votre légende? dit Salluste.

— Messieurs, dit Inglorius, ne raillez point. Ce tissu représente plus qu'une légende; il explique un mythe, et raconte une histoire. C'est un des pavillons de la flotte mythologique.

— Je le croyais plus moderne, dit Salluste. Voyons son histoire.

— Oui, Messieurs, ce petit tissu me rappelle

un des plus grands hommes de l'antiquité grecque, un de nos plus dignes prédécesseurs, un aventurier comme nous. Ce fut un hardi navigateur, Messieurs, que le Thessalien Jason. Il eut une vaste idée, idée merveilleuse, qui, sans de tristes rencontres, aurait déplacé de bonne heure l'axe commercial et industriel. Jason! c'est lui qui, en effet, vous le savez, a rapporté....

— La toison d'or, dit Prospero.

— Et qu'est-ce que la toison d'or? jeune homme.

— C'étaient, dirent tour à tour les jeunes gens, des mines d'or, ou la science médicinale, ou bien une théorie zodiacale, dont le Bélier....

— Ou bien, toute autre chose encore, dit Inglorius. Ce mouchoir, par exemple....

— Serait-ce, par hasard, le fichu de Médée? dit Salluste.

— Vous l'avez dit, jeune étourneau. Vous connaissez le mythe; écoutez l'histoire :

« Un jour, un de ces Phéniciens qui avaient le monopole du commerce universel, passant à Iolchos, en Thessalie, présenta à OEson, roi du pays, une touffe d'une matière textile si fine et si étin-

celante, qu'on aurait juré de l'or filé, si la sensation douce, tiède et souple n'avait détruit, à son
égard, toute idée de la présence d'un métal. Par
Jupiter! la belle laine! s'écria le fils d'Œson qui
se trouvait là. Et où paissent les béliers qui por-
tent cette merveilleuse toison? Le Phénicien
était bavard. Commis-voyageur de l'antiquité, il
parla, donna quelques renseignements vagues,
sans doute, mais suffisants pour l'homme audacieux qui s'appelait Jason.

« Dès lors, la grande expédition fut décidée,
préparée, exécutée. L'Argo fut construit; les Argonautes se réunirent, partirent, errèrent, s'éga-
rèrent, et parvinrent enfin, après deux ans d'efforts et de patience, dans le pays fabuleux de
Colchos, au delà du Phase. Là, Jason rencontra
Médée. Vous savez le reste. Le beau Grec dut à
la fille d'Ætès la conquête de cette toison d'or
tant cherchée. Il revint donc triomphant, ramenant en Europe, avec la source des richesses de
la Chine et de l'Inde, la terrible beauté qui les
lui avait livrées.

« Médée était magicienne, on le sait, mais prudente et avisée, elle sut garder alors le mystère

de ses enchantements. Néanmoins, l'herbe merveilleuse qu'elle employait dans ses incantations,
je la connais : c'était la feuille du mûrier; son
laboratoire, c'était une magnanerie; et le résultat
de toute sa magie, c'était la soie.

« Le secret, il est vrai, fut perdu bientôt, par
suite des passions furieuses qui ravagèrent l'intérieur de l'héroïque ménage. La mère de la sérici-
culture européenne, « Médée, tua ses propres
« enfants. » Mais la laborieuse race de Japhet sut
reconquérir plus tard le trésor. Deux mille ans
après Jason, pendant le règne de Justinien, la
toison d'or revenait en Europe, cachée sous la
forme d'œufs de bombyx, dans les nœuds du bâton d'un moine voyageur. »

—◇◇—

CHAPITRE XII.

A TRAVERS L'INCONNU.

En ce moment, Justin, sorti depuis quelques instants, rentra, portant sous son bras quatre grands parapluies rouges, produits de l'industrie locale; il tenait à la main une lettre, et il était suivi d'un domestique qui servit le dîner.

La lettre était à l'adresse d'Inglorius; en voici le contenu :

Monsieur,

« Je vous écris, et pourtant, je vous le déclare, je ne vous connais pas plus que vous ne me connaissez. Je ne sais même point trop pourquoi je vous écris, sinon qu'ayant su vaguement, par hasard, qu'il existait au monde un nommé Joseph Inglorius qui voyage dans l'espace, sans centre, sans foyer, sans lumière, ni chaleur, il m'a plu d'être un peu son étoile. Nous autres femmes, nous aimons l'astrologie, science charmante, perdue aujourd'hui et détrônée par l'astronomie. On dit que, lorsque les trois mages voulurent aller saluer le roi divin qui venait de naître, un astre nouveau, encore inobservé dans le ciel humain, se leva à l'horizon pour guider la marche des trois pèlerins orientaux.

« Ne cherchez-vous pas, vous aussi, une divinité? voici l'étoile, suivez-la. »

Inglorius visita, inspecta, explora tous les replis de la dépêche, qui n'avait nulle autre indication. Puis, ayant jeté un regard soupçonneux sur Salluste et sur Prospero, il leur soumit successivement et confidentiellement la missive féminine, et dit :

« N'est-ce pas là l'écriture de mademoiselle Palombe ?

— Non, répondit Prospero.

— N'est-ce pas là la main de mademoiselle Sabine ?

— Non, répartit Salluste. »

Alors, se souvenant tout à coup de la belle Pilar, Inglorius bondit à son encrier et écrivit :

« D'où vous venez, ma belle étoile, je ne le sais, ni ne veux le savoir. Soyez néanmoins la bienvenue sur mon horizon, j'accepte votre rayonnement et, quel qu'il soit, je m'en illumine et m'en réchauffe, lors même qu'au lieu d'être une folle planète errante, je ne serais qu'un pauvre poisson affamé, qui, perdu dans la profondeur des eaux, et voyant tomber subitement, près de lui, l'hameçon couvert de l'appât, y mord sans savoir où va l'entraîner un fil qu'il n'aperçoit point. Je mords donc de confiance, ô ma belle pêcheuse; tirez, la proie est vôtre; où vais-je aller maintenant ?

« Mais non, je ne sais point dissimuler. Oui, je soupçonne un peu la main gantée qui tient la ligne, et si mes conjectures sont justes, vous comprendrez.

« Avez-vous parfois, dans un port, contemplé le départ des vaisseaux pour les autres mondes ? Dernièrement j'assistai à cet admirable spectacle.

Un grand navire appareillait, il passa tout le long de la jetée, où se pressait une foule d'amis et de parents, échangeant avec les passagers tous les signaux d'adieux. Sur les vergues et dans la mâture, courait, ardente à la manœuvre, toute une volée de matelots. Parmi eux et comme eux, une bande de petits oiseaux de nos climats, gamins de l'air, semblables à de petits mousses, allaient, voletaient de vergue en vergue et de cordage en cordage, ils semblaient sautiller de branche en branche comme dans un grand arbre. Ils jouèrent ainsi quelque temps; mais le bâtiment s'éloignait. Tout à coup deux ou trois s'envolèrent, puis quelques-uns, puis tous les autres; la bande entière enfin, abandonnant le bord à tire-d'ailes, regagna son rivage, car le vaisseau fuyait toujours. L'un des oiseaux, le plus joli peut-être, qui, le dernier, avait quitté le navire, vint se poser, en gazouillant, sur la lanterne du petit phare planté au bout de la jetée; là s'agitaient encore les adieux prolongés des mouchoirs, adieux, que déjà de son bord, le vaisseau n'apercevait plus.

« Belle étoile ou belle pêcheuse, ne fûtes-vous jamais aussi petit oiseau? »

Inglorius signa, ferma la lettre, et sur l'adresse, après quelque hésitation, il mit : « A la belle étoile. »

« Justin, dit-il, tu remettras ce pli à la poste.

— Oui, Monsieur.

— Mais arrivera-t-il?

— Certainement, Monsieur, dit finement Justin, c'est mon affaire et j'en réponds. »

Le lendemain, l'aube tremblait à peine aux sommets effleurés de la ville, quand Justin réveilla tout son monde. Quatre havre-sacs, traversés chacun de son parapluie rouge, furent bouclés sur le dos des quatre voyageurs, et ceux-ci firent si grande diligence que le soleil n'était point encore levé au moment où, sortis de la ville et arrivés sur une hauteur qui la dominait, ils purent, pour la première fois, découvrir, dans son ensemble, gisant et dormant encore à leurs pieds dans le brouillard, la cité qu'ils venaient de quitter.

« Ah! dit Salluste, en se retournant, te voilà donc enfin, toi qui nous as emprisonnés si long-temps dans la pluie! j'ignore ton nom, mais désormais je t'appellerai Pluviopolis.

— Jeune Salluste, reprit en riant Inglorius, d'où croyez-vous donc sortir?

— Mais, je viens....

— Vous ne venez pas, vous sortez, vous débarquez, mon cher; ce que vous avez pris pour la pluie c'était le déferlement des vagues, dans une tempête, en haute mer. Regardez bien, ajouta-t-il (en lui montrant, comme du sommet d'une falaise, la masse inerte et noire de la ville, qui, flottant dans une brume épaisse, largement étalée en nappe jusqu'à l'horizon, semblait être une grosse épave échouée au bord d'un océan), regardez bien, la mer est calme maintenant, et cette vaste carapace arrondie qui émerge vaguement et que vous preniez pour une ville, ce n'est point autre chose que le corps énorme d'une baleine, qui, trois jours durant, nous a portés dans ses flancs, à travers les eaux profondes; ne lui donnez point de nom, mais appelez-vous vous-même Jonas. Et maintenant, mes amis, que nous sommes en terre ferme ou à peu près, ajouta-t-il en se dépêtrant d'un bourbier qui grouillait sous ses pas, en route! Et groupons-nous autour de Justin, qui a choisi ce beau jour pour nous exercer à la marche.

Ils suivirent alors une grande route qui dévalait en plaine, au revers de la montagne, et, bien que le sol fût détrempé, comme ils s'avançaient, le jarret ferme, le pantalon calé dans la botte, la causerie vive et l'allure allègre, le soleil levant les rencontra gais et dispos sous son premier rayon.

Justin venait de leur faire quitter le grand chemin et prendre, sur la gauche, un sentier longeant une rivière qu'à son aspect Inglorius avait immédiatement nommée le fleuve Jaune, quand un homme, en blouse humide, le front couvert d'un grand chapeau rabattu sur les yeux, s'arrêta devant Justin, en murmurant vaguement quelques syllabes.

« Que voulez-vous, brave homme? dit Inglorius, en s'approchant. »

A la vue de celui-ci, le grand chapeau sembla de lui-même rabattre de plus en plus ses bords; l'inconnu s'inclina et se tut.

« Bon! dit Inglorius, un malheureux colon venu d'Europe pour cultiver ce nouveau monde!

un pauvre diable! Ami, quand on a ton âge et tes forces, quand on foule une terre vierge, on ne mendie pas, on travaille. Souviens-toi que la richesse est une épreuve, la pauvreté une récompense, la misère une punition. A quoi te servira l'argent dans ce désert? Néanmoins, prends ceci, continua-t-il, en lui offrant quelques pièces de monnaie; je t'ai fait un sermon, il est juste que je le paye. »

Mais, au grand étonnement d'Inglorius, l'inconnu, baissant le front de plus en plus, refusa.

« Eh! dit Inglorius, en relevant le chapeau du mendiant, il y a bien peut-être un visage là-dessous? »

Ce geste prit le temps d'un éclair, mais ce temps suffit.

« Zeb! Est-ce toi?

— Chut! dit celui-ci, en posant son doigt sur ses lèvres; je m'en vais, je ne veux rien de vous.

— Allons donc! sommes-nous brouillés? Justin, choisis, dans ton portefeuille, un billet de gros calibre (billet qui d'ailleurs nous serait complétement inutile dans ces lieux sauvages) et donne-le-moi. »

Quand Justin eut obéi, Inglorius saisit dans sa main celle de Zeb, la serra énergiquement, et, y laissant le billet, dit tout bas :

« Au nom de la petite Clochette. »

Puis, la bande, laissant Zeb encore indécis, reprit sa route dans la boue.

Cependant, comme déjà rude sur le grand chemin, la marche devenait effroyable dans le sentier, après quelque temps de lutte, Justin, qui, plus loin que ses compagnons, sentait à chacun de ses pas s'enfoncer dans la boue, comme un pilotis, chacune de ses jambes qu'il fallait ensuite arracher, s'écria tout à coup :

« Ah ! si nous avions un bateau !

— Un bateau ! un bateau ! mon royaume pour un bateau ! répéta Salluste.

— Il te faut un bateau, Justin ? dit Inglorius. Que ne parles-tu ? »

Et vivement, il mit la main à sa poche, comme s'il allait en retirer l'objet demandé. Longtemps il sembla chercher et fouiller, plein d'inquiétude, ses trois compagnons l'entourant et suivant tous ses mouvements avec un demi-sourire d'ironique anxiété ; enfin, il retira subitement et d'un air de triomphe, des profondeurs de sa poche, sa main soigneusement fermée, et s'écria :

« Justin, il te faut un bateau ? en voici un ! »

Et, tout en agitant son bras avec un geste d'orateur, il continua :

« Mes amis, souvenez-vous des paroles de Marius, au moment de combattre les Teutons : « Vous êtes hommes, » dit ce consul à ses soldats mourant de soif, « vous êtes hommes, voilà de « l'eau ! » Et Marius montrait le Rhône, qui coulait derrière les rangs serrés de l'armée ennemie. Eh bien ! je vous dis aussi, moi, vous êtes des hommes, voilà un bateau ! »

Disant cela, Inglorius désignait, du doigt, les gros arbres touffus qui bordaient la rive du fleuve Jaune ; puis, ouvrant sa main, il laissa voir un couteau garni d'une petite scie.

Bien que médiocre, la plaisanterie fut accueillie, par Salluste et Prospéro, d'une salve de jeunes éclats de rire ; mais Justin point. Depuis quelque temps, il semblait guetter une proie et suivre une ombre au loin, dans l'épaisseur du feuillage. Il s'inclina, prit gravement le petit couteau, pénétra dans le fourré et y disparut comme un plongeur dans l'onde.

Inglorius, resté seul avec les deux jeunes gens, les invita à s'asseoir sur les racines d'un des gros arbres du sentier.

« Nous allons patienter ici, leur dit-il. Justin va évidemment à la recherche des matériaux propres à la construction du bateau; il reviendra sans doute réclamer notre aide pour couper les arbres, scier les planches, équarrir la quille, l'étrave et l'étambot, façonner les bordages, dessiner le gabarit, et enfin assembler, cheviller, clouer, goudronner les pièces; nous en aurons pour quelque temps, allumons donc des cigares. »

Prospero et Salluste, déjà faits aux manières d'Inglorius, n'hésitèrent pas, et bientôt les trois bouches à feu entrèrent en exercice.

Cependant Justin poursuivait son projet, semblable à un Sioux chasseur qui a relevé une piste; il s'avançait dans le taillis touffu, marchant droit à la rivière, et pourtant suivant des yeux, à travers l'éclaircie des ramures, je ne sais quel indice qui le guidait.

Arrivé sur le bord de l'eau, il ficha le couteau

d'Inglorius dans le tronc d'un vieux chêne, et remonta le courant, s'enfonçant, dès lors, dans la vase avec assez d'indifférence, car ce qu'il poursuivait du regard n'était autre chose qu'un peu de fumée bleue glissant dans le feuillage. Après dix minutes environ d'efforts persistants, il aperçut une sorte de baie, formée sur la rive du fleuve jauni par l'embouchure d'un petit ruisseau, son affluent; là, Justin découvrit enfin une cabane, ou plutôt une hutte faite de branchages compliqués de torchis, platras et pierrailles, et cimentés de terre glaise; le tout couvert d'une lourde coiffure de chaume. Devant la cabane, et amarré à un pieu, flottait, au fil de l'eau, un vrai trésor, l'objet de la joie et de l'ambition de Justin : une barque, mais une barque neuve, aux planches virginales, portant encore partout l'empreinte du dernier coup de rabot, si neuve que le goudron qui la calfatait tombait encore en larmes fauves çà et là, le long des bordages.

Sans hésiter, Justin entra dans la masure. Quel intérieur! une vieille huche, deux escabeaux, un banc de charpentier, quelques filets appendus aux murs, une échelle montant au plancher et se perdant dans une trappe, un foyer plein de copeaux fumants, formaient tout le mobilier et tout le ménage. Dans un enfoncement, Justin aperçut un petit enfant de deux ans environ; l'enfant sanglotait, et tout mouillé, en robe déguenillée, pleurant depuis les yeux jusqu'aux talons, il se tenait adossé dans son coin, debout au milieu de sa mare, comme un parapluie fermé après une averse.

« Que fais-tu là ? dit Justin. »

Point de réponse.

« Où est ta maman ?

— Je n'ai point de maman, dit l'enfant, dans un langage que Justin, polyglotte, comprit approximativement.

— Ah! et ton papa? »

L'enfant leva les yeux vers la trappe.

En ce moment deux fortes jambes apparurent au bord de l'échelle, puis le corps suivit, et Justin, à la vue d'un homme petit et vigoureux, en pantalon incolore, émaillé de sciure de bois, en chemise rousse, zébrée de graisse et constellée de taches de goudron, devina qu'il était en présence du maître du logis.

« Que voulez-vous? baragouina brusquement celui-ci d'une voix rauque.

— Regardez donc votre petit, dit Justin.

— Eh bien! quoi? dit l'homme, il est mouillé. Doit-il point être pêcheur comme son père? faut-il point qu'il connaisse l'humidité? voilà-t-il point de quoi crier? »

Et se retournant rudement vers l'enfant :

« Assez chanté, » dit-il.

L'enfant se tut. L'homme continua :

« Çà, voyez-vous, çà l'habitue.

— Ah! ça l'habitue, dit Justin, qui ne voulait pas mécontenter son homme; c'est un système d'éducation; ce que nous appelons de l'hydro-thérapie.

— C'est bon! dit l'homme qui ne comprit pas. Que voulez-vous?

— Moi, oh! pas grand chose; je viens vous acheter votre bateau, voilà tout.

— Mon bateau! (le cri partait du cœur). Mon bateau neuf!

— Eh bien! après? oui, votre bateau, votre bateau neuf, dit Justin en imitant l'accent du pê-cheur. Voilà-t-il point de quoi crier!

— Va pour mon bateau, si vous le payez bien.

— Combien en voulez-vous ? »

L'homme réfléchit, considéra Justin ; il eut l'air de se livrer mentalement à un calcul compliqué, puis s'interrompant :

« Avec les avirons ? dit-il.

— Avec, dit Justin.

— Et l'escope aussi ?

— Aussi.

— Et la gaffe encore ?

— Encore.

— Enfin, tout garni ?

— Tout garni. »

L'homme reprit son calcul, puis tout à coup :

« Deux cents livres, dit-il, avec le ton d'un capitaine commandant une bordée.

— Soit, le bateau est à moi. »

Et Justin tira de son portefeuille un billet.

« En argent, dit le pêcheur.

— En or, » dit Justin qui, remplaçant le portefeuille par la bourse, compta immédiatement la somme.

Puis chacun s'empressa de s'établir dans sa propriété ; Justin mettant dans sa prise de possession toute la hâte d'un acheteur qui vient de conclure une bonne affaire, et le pêcheur encaissant son or avec la vivacité d'un marchand qui gagne cent pour cent sur la vente; tous deux ayant l'air de redouter un dédit.

L'homme avait pourtant suivi Justin, et, tout en larguant l'amarre, il disait :

« Tout y est, Monsieur, vous voyez; c'est bon, c'est beau, c'est neuf, un bijou de noces, une vraie mariée en robe blanche; il n'y manque qu'un bouquet, je vas l'y mettre. »

Au moment de pousser au large :

« Tiens! dit Justin, nous manquons de vivres; avez-vous quelques provisions chez vous?

— Oui, dit l'homme, qui vit là un moyen de rendre l'affaire plus productive; du pain pas trop noir, deux ou trois bouteilles de bière, une livre de lard et du fromage.

— Apportez tout cela, dit Justin; et, tendant au vendeur une nouvelle pièce de bel or luisant, il ajouta : Payez-vous. »

L'homme revint avec les provisions, arrima le tout dans le fond du bateau, et dit : « Voilà, je suis payé, bon voyage! » Et il rentra vivement dans sa hutte, dont il ferma la porte avec un bruit de barricades.

« Pauvre diable ! » dit Justin qui appareilla.

Le bateau s'en alla donc tranquillement au fil de l'eau pendant quelques minutes ; mais, arrivé devant le chêne que signalait le petit couteau à scie, Justin aborda, sauta sur le rivage, arracha le couteau et appela ses compagnons. Ils accoururent, et quel spectacle, quel enthousiasme quand ceux-ci débouchèrent du bois ! Ce ne fut qu'un cri d'admiration.

« Monsieur, dit Justin en saluant, voilà le bateau.

— Messieurs, reprit Inglorius en prenant par la main Justin qui baissait modestement les yeux, je vous présente un grand homme. Justin, mon ami, voilà ce que j'appelle une belle improvisation.

— Quel nom, dit Justin, vous plaît-il de donner à cette barque ?

— A ce bâtiment, à ce navire, à ce vaisseau, à cette grande œuvre ? Justin, tu en es le créateur, je veux que tu en sois aussi le parrain, le pilote et le capitaine.

— Eh bien ! si vous voulez, je le nommerai *l'Argo.* »

Immédiatement, Inglorius se pencha, et sur la planche neuve de l'arrière il écrivit, en grosses lettres, à l'aide du charbon des bouts de cigares réunis : *Argo.*

Et puis, se relevant : « Allons, Messieurs, à bord ! à bord ! Partons à l'exploration du grand fleuve Jaune ! »

Salluste et Prospero, pleins d'ardeur, s'embarquèrent aussitôt, et se mirent aux rames ; Inglorius s'établit au centre, et Justin se constitua à la barre.

Au moment où, quittant la rive, le joyeux équipage allait s'élancer dans le courant, Justin, tenant dans sa main la petite scie d'Inglorius, la lui tendit, avec cette simple et sublime parole :

« Tenez, Monsieur, voici votre couteau ; je n'en ai plus besoin. »

CHAPITRE XIII

NAVIGATION ET COMBAT NAVAL.

Ce dernier tour de force de Justin avait tellement électrisé Salluste et Prospero qu'ils se couchaient sur les avirons comme des mariniers exercés, et, avec des hourrahs de matelots en partance, faisaient, ainsi qu'une flèche, voler *l'Argo* sur les eaux du grand fleuve.

Inglorius apaisa cette ardeur.

« Mes enfants, leur dit-il, il est inutile de tant peiner; rien ne nous presse; le ciel est bleu, le soleil est splendide, les rivages sont verts et riants; nous avons des vivres à bord; ne nous fatiguons point. Abandonnons-nous à la douce allure de ce chemin qui marche, comme dit Pascal. Profitons de la bonne volonté du fleuve Jaune qui, lui-même, comme vous le voyez, commence à mériter un autre nom, car ses flots bleuissent à vue d'œil. Je me croyais en Chine. Il n'en est rien. Nous sommes probablement dans les bras du grand Meschacébé, le père des fleuves, ou du Niger, la rivière géante, la mystérieuse nourrice de la Nigritie. Nous allons donc être appelés à civiliser les peuplades ignorées et sauvages qui boivent ces ondes. Justin, as-tu ton flageolet?

— Toujours, Monsieur, répondit celui-ci.

— Fort bien, continua Inglorius en prenant le petit instrument et en le montrant aux jeunes gens qui rentraient les rames. Messieurs, voilà le générateur de la vie sociale, voilà l'initiateur des peuples. C'est avec ce roseau, percé de quelques petits trous, que nous allons rattacher à la civilisation les indigènes de ces parages, traînards de l'humanité, en retard de quarante siècles. Quand nous apercevrons quelque naturel de ces régions, nous aborderons, et Justin jouera un air sur ce galoubet primitif. Messieurs, la musique est la mère des sociétés. Vous verrez, attentifs et charmés, en entendant ces sons harmonieux, tous les individus de cette race sans lien, sans loi et sans feu, accourir autour de Justin que nous nommerons, dès lors, Orphée. J'ai dit sans feu, Messieurs, et j'appuie sur l'observation. Vous êtes-vous quelquefois représenté l'état du monde, alors que les hommes vivaient privés de cet élément souverain? Le feu, c'était pour eux le soleil pendant le jour, la lune et les étoiles pendant la nuit. Ils ne connaissaient la chaleur et la lumière que par les astres. Le feu était sacré, car il venait des cieux, et ne venait que des cieux. Quand la nuit était sombre, quand les nuages couvraient tout le firmament, vous figurez-vous l'horreur de notre terre ensevelie tout entière dans l'ombre, et n'ayant, sur toute sa surface, pas une seule clarté, pas une seule lueur, pas une seule étincelle?... Peut-être, parmi les hommes, quelque vague tradition se transmettait-elle, d'une montagne qui jetait des flammes? Mais celui qui avait vu cette effroyable merveille, au souvenir de ce phénomène étrange qu'on nomme un volcan, sentait son cœur se glacer d'effroi, le poil de sa chair se hérisser.

« Peut-être certains hommes, qui avaient aperçu la mer, l'avaient-ils vue parfois phosphorescente?

Mais la mer, la mer indomptée, quel réservoir de mystère et d'épouvante! Hormis ceux-ci, l'humanité primitive n'avait donc jamais vu de feu sur terre, hormis peut-être encore les divins incendies qu'allumait parfois, en tombant, la foudre, le plus terrible de tous les feux célestes.

« Un soir, une nuit peut-être, en Grèce, un de ces sombres Pélasges qui broutaient alors l'herbe des champs comme des bêtes, frappa par hasard deux cailloux. Il en vit jaillir une étincelle : certes, il dut en ce moment se croire en présence d'une émanation de la divinité. Il dut trembler jusqu'au fond de son être; il dut craindre de recommencer la terrible expérience. Il recommença pourtant. Cet homme avait un triple airain autour de la poitrine; il osa plus; il osa amasser quelques feuilles mortes, quelques brindilles desséchées, et renouveler l'étincelle. Il vit alors, avec quelle horripilation, grands Dieux! l'étincelle flotter sur cet amas, y adhérer, s'étendre, se propager. Il vit la première fumée, cette nuée humaine, s'élever sous le ciel, et il sentit le premier effet du feu, la chaleur.

« Ce ne fut pas tout. Il essaya d'ajouter encore

quelques morceaux de bois sec; un coup de vent survint et le premier brasier s'enflamma. L'homme n'avait que la chaleur; il eut la lumière; son ombre s'allongea derrière lui sur l'herbe, et les autres hommes, répandus au loin dans les ténèbres de la forêt, s'approchèrent, attirés par cet éclat. Ils se rangèrent tremblants, silencieux et émerveillés, autour de ce prodige. Le premier foyer humain devint le centre de la première veillée des sociétés humaines. Ce mortel, qui changeait des quadrupèdes en bimanes, par qui « l'homme élève un front noble et regarde les cieux, » cet inventeur audacieux fut dès lors regardé lui-même comme une Divinité. Il avait ravi le feu au ciel; il avait fondé la civilisation; il s'appelait Prométhée.

« Mais, plus tard, une peste se déclara parmi cette race qui avait volé aux Dieux leur trésor le plus sacré. La maladie décima ces sacriléges qui tombaient mourants autour de leurs flammes impies. Comment faire cesser le fléau? Comment apaiser les dieux irrités? Comment expier le grand forfait! Par l'immolation du sublime coupable. Prométhée fut saisi et attaché à un rocher; il fut livré aux divinités vengeresses, et les oiseaux du ciel offensé vinrent lui dévorer les entrailles. Le fléau cessa ; dès lors, Prométhée, représentant éternel de l'ingratitude des hommes, avait payé sa découverte et lavé son bienfait. Mais l'invention survécut à l'inventeur ; le feu était trouvé, et Prométhée mort était immortel.

« Voilà le bien que nous aussi, Messieurs, sommes destinés à apporter aux grossiers habitants de ces contrées, continua Inglorius en joignant au flageolet un petit paquet d'allumettes chimiques qu'il tira de la poche de Justin, et puissions-nous, en suivant dans son héroïque travail l'antique Prométhée, échapper au martyre qu'il lui mérita.

« De Prométhée à Triptolème, et du premier grain de blé semé à la première ville construite, Messieurs, il n'y a qu'un pas, et comme nous avons eu Orphée, nous aurons encore Amphion ; c'est ainsi que peu à peu, et de proche en proche, la civilisation fera le tour du monde. »

Cela dit, Inglorius rendit son flageolet et ses allumettes à Justin qui prenait hâtivement des notes.

Pendant que, demi-plaisant, demi-sérieux, Inglorius haranguait et dissertait ainsi, le soleil
dardait de plus en plus ses rayons. Prospero eut
l'idée d'ouvrir un des grands parapluies rouges;
chacun l'imita, et emportés par l'ardeur inventive,
les voyageurs en vinrent bientôt à attacher par
couple, aux rebords de la barque, leurs parasols
colossaux. Les quatre parapluies étalés ombra-
gèrent ainsi l'équipage sous l'ampleur de leurs
quatre coupoles de pourpre. Ce fut sous cet abri
qu'on attaqua les provisions; on se partagea les
vivres; les bouteilles de bière furent vidées et
jetées à l'eau. Inglorius n'oublia pas d'introduire
dans l'une d'entre elles, qu'il boucha soigneusement, un papier écrit au crayon, et relatant som-
mairement les traits principaux de cette mémo-
rable navigation, afin que, si quelque navire
européen sillonnait un jour ces mêmes eaux, il
pût retrouver la trace de son devancier dans ces
régions, et donner, au retour, des nouvelles du
sort des quatre aventuriers qui, les premiers,
avaient exploré ces climats. Le document était
complet; récits, dates et signatures, il n'y manquait rien que la longitude et la latitude, sur les-

quelles les chiffres, restés en blanc, laissaient planer un mystère significatif et grandiose. Le tout était adressé à la Société de géographie.

Cependant déjà, depuis quelque temps, *l'Argo* suivait le courant, longeant docilement les rives, et aucun naturel n'avait encore paru sur les côtes qu'Inglorius inclinait à croire complétement inhabitées, quand tout à coup, vers midi (heure qui, fit remarquer Inglorius, dans ces singuliers climats, paraissait indiquer le milieu de la journée, tandis que, comme le savent tous les gens du monde, elle n'est en Europe qu'une part très-peu avancée de la matinée), vers midi donc, au moment où le soleil semblait être dans toute sa force et où le navire passait devant un golfe dont l'onde pure et bleue coulait plus doucement, des cris, partis du sein d'une touffe de feuillage, vinrent à retentir. Ce n'était point un appel de détresse, mais bien de petits gazouillements de surprise, pareils à des élans de gaîté féminine. Inglorius hissa le fichu cerise en guise de pavillon, pour signaler la nationalité de *l'Argo*. Les cris augmentèrent; enfin, la barque avançant toujours, quoique lentement, l'équipage put distinguer, tapies sous les ramures, une blanche troupe de naïades, effarouchées et troublées au milieu des plaisirs du bain.

Ce fut une déroute d'abord ; mais, semblables aux nymphes virgiliennes, celles-ci ne fuyaient probablement que pour provoquer la poursuite. Or, comme il n'en fut rien, et que *l'Argo* continua sa course nonchalante, cette conduite, mal interprétée, fut prise, sans doute, comme une marque de dédain à l'endroit des baigneuses. Le dépit s'en mêla ; les voix, d'abord pareilles à des chants de sirènes, devinrent plus aigres et provocantes ; les nymphes, qui d'ailleurs avaient eu le temps de revêtir soit leurs pagnes, soit leurs blanches tuniques, voiles légers qui, coquettement mêlés de guirlandes fleuries, les recouvraient sans les cacher, les nymphes se remirent à l'eau. La barque se taisait toujours, elle passait indifférente et insolente comme un défi ; c'en était trop. Les cris se firent clameurs, et deux ou trois nageuses, suivies bientôt de toutes leurs compagnes, s'avancèrent, donnant évidemment la chasse à l'impassible *Argo*.

Cette flotille, vivante et ardente à la nage, finit

par inquiéter Inglorius. « Diable ! dit-il, nous sommes menacés d'une attaque ; ce doit être de jeunes anthropophages ; il faut aviser.

— Monsieur, dit Justin, regardez donc la dernière, cette grosse qui souffle comme un cachalot ; ne nous fait-elle pas le poing ?

— Ceci, dit Inglorius, en braquant sur son œil sa main repliée en forme de longue-vue, ceci, c'est un cétacée, classe des mammifères, animal dangereux. Il est temps d'activer la manœuvre et de se mettre aux rames. »

Hélas ! il était déjà trop tard. Avant que Salluste et Prospero eussent bordé les avirons, la plus habile nageuse s'appuyait déjà sur le bord de la barque et l'arrêtait dans sa marche ; bientôt ce fut un abordage en règle. Toute la troupe des jeunes cannibales pesant en même temps sur le flanc du navire à tribord, l'équilibre tendait énergiquement à se rompre ; *l'Argo* donnait la bande, et menaçait de chavirer sous son pavillon et de sombrer sous ses dômes rouges ; c'était là le but évident des jeunes insulaires ; elles s'excitaient les unes les autres, dans un langage furieux et inconnu. Le péril devenait d'autant plus immi-

nent, que quelques-unes des ennemies, s'accro-
chant déjà aux vêtements du timonier Justin, pa-
ralysaient son action, et que la grosse naïade,
restée la dernière, sans doute à cause de son fort
tonnage, approchait avec le bruit d'une trombe.

« Oh! Monsieur, dit Justin avec un indicible
effroi, si celle-là parvient à mettre seulement le
bout du doigt sur notre bord, c'est fait de nous! »

Les cris, les clameurs, les rires et les efforts
redoublaient cependant du côté des féroces sauvagesses; il était urgent de prendre une mesure
énergique. Inglorius, inspiré par la situation, invita les siens à l'imiter; plongeant son chapeau
dans l'onde, il le remplit jusqu'au bord et le vida
tout entier sur la tête de la plus ardente des
ennemies. Prospero et Salluste suivirent cet
exemple; des flots pressés tombèrent en pluie, en
jets, en cascades, en avalanches sur les ondines
agressives. Se voyant si rudement reçues, les
belles pirates commencèrent à lâcher prise pour
riposter à pleines mains; et la barque dérivant
alors insensiblement, ce fut bientôt par l'arrière
que dut passer le plus épais de la mitraille li-
quide. Justin le pilote, se trouvant ainsi au centre

de la trajectoire commune, interceptait et absorbait les projectiles des deux armécs; il était
inondé, noyé, ahuri, pantelant. Sa redingote
jaune avait complétement modifié sa nuance;
mais *l'Argo* était sauvé, son équipage était vainqueur, et les ennemies en fuite, battant une
coupe rapide, les cheveux collés aux épaules, re-
gagnaient le rivage à grands cris.

Quand le combat fut terminé, quand chacun se
fut secoué, que l'escope eut vidé la cale pleine
d'eau, et que quelques coups de rames eurent
fait reprendre la ligne du courant à la galère aux
dômes rouges, Inglorius, à la vue de Justin encore ému, mais fier comme un Triton, quoique
dégorgeant l'eau comme une gargouille, ne put
s'empêcher de gourmander ainsi les dieux de
ces rivages :

« O nymphes! naïades! dryades! hamadrya-
des! ondines et napées de cette terre inhospita-
lière! est-ce ainsi que vous accueillez les hardis
navigateurs, les âmes généreuses, les héros de
la paix qui viennent vous apporter les douceurs
de la civilisation? Regardez, dit-il en montrant
Justin, voici cet homme, cette nature robuste et

fortement trempée, cet artiste qui fit, en quelques minutes, une œuvre que Noé eût mis cent ans à accomplir; cet homme, cette lyre simple et sonore, qui se préparait à réunir, par le seul prestige de ses chants, vos tribus errantes en société; celui que nous avons déjà nommé Orphée, Amphion, Triptolème, Prométhée! Pour prix de ses efforts, le voici, comme son ancêtre, livré à la vengeance de l'élément qu'il a conquis. Lui aussi a lavé son bienfait. Terre ennemie, terre ingrate, sois maudite, et frémis de ton crime en regardant passer cet homme, le Prométhée des eaux ! »

« Heureusement qu'il fait du soleil, dit Justin en s'essuyant.

— Monsieur Inglorius, dit Salluste, voilà un événement qui change toutes nos conjectures. Ce fleuve, que nous avions cru d'abord être le fleuve Jaune, puis le Meschacébé, puis enfin le Niger, ne me paraît mériter aucun de ces noms; il faut chercher encore.

— Ne cherchez plus, jeune Salluste; l'âge des hésitations est passé; la lumière est faite. Nous naviguons sur la rivière des Amazones. »

Ici pourtant, les rivages se rapprochant formaient un détroit contenu entre deux promontoires boisés de forêts séculaires ; des troncs énormes, penchés sur l'abîme, tendaient à entrelacer leurs branchages d'une rive à l'autre, de manière à faire bientôt une immense arche de verdure. Le spectacle était grandiose. Inglorius, couché tout de son long sur un banc du bateau, considérait le ciel à travers ce feuillage que le soleil perçait à peine ; il méditait. Tout à coup :

« Malheureux ! s'écria-t-il, qu'avons-nous fait ? nous venons de manquer au droit des nations, nous venons de tromper toutes les espérances, de trahir toutes les secrètes aspirations de ces peuplades à la civilisation, nous venons de repousser leur appel à l'humanité, dont cette agression barbare, mais significative, était la manifestation. Quand la frégate la *Vénus* alla préparer l'avènement du protectorat français à O Taïti et aux îles Marquises, elle fut, comme nous, envahie par toute une population de naturelles ; mais, plus prudente que *l'Argo, la Vénus* sut apprécier ces avances naïves : chaque soir, au coucher du soleil, une nuée de belles sauvagesses se précipitait aussi dans les flots bleus de la Pacifique, gagnait la frégate à la nage et s'élançait à l'assaut de son bord; mais elles y étaient accueillies avec douceur, bienveillance et urbanité, par une hospitalité généreuse, et elles n'en partaient que les mains pleines de bijoux, mouchoirs de soie, madras, verroteries et autres menus présents, dont ces natures primitives sont si friandes. Aussi, un an après l'expédition de *la Vénus*, quand, pour rallier ces peuples à la société moderne, apparut la flotte de la France, son patronage si bien préparé fut-il reçu avec transport. Les négociations si habilement semées avaient porté leurs fruits, et le pavillon français pouvait déjà, à six mille lieues de la métropole, ombrager, sous ses plis, les nouveaux enfants de la mère patrie.

« Nous avons manqué, Messieurs, aux devoirs de notre mission, et maintenant, il est trop tard, » ajouta Inglorius en montrant le fleuve qui, redoublant de rapidité dans le détroit, allait, s'évasant en large nappe, s'étaler et s'épandre en un grand lac dont les bords se couvraient des brumes du lointain.

Le soleil était alors si ardent, qu'exposé tout

entier à ses rayons, Justin, sur sa poupe élevée et dans ses vêtements humides, fumait comme un volcan. Pilote habile non moins qu'homme de précaution, Justin, voyant alors à la fois le courant manquer à *l'Argo* par suite de l'épanouissement du fleuve, et le vent fraîchir par l'effet de l'élargissement de l'horizon, Justin quitta sa redingote jaune, ôta son gilet, dépouilla son dernier vêtement, et, costumé comme un lazzarone, il saisit un aviron, le dressa, lia en travers la gaffe du bateau, et établit, sur cette mâture improvisée, sa chemise en façon de voile.

Dès lors la manœuvre devint facile. Aidée des quatre parapluies, qui s'étaient orientés d'eux-mêmes au souffle de la brise, la chemise du pilote se gonfla comme un hunier de frégate; *l'Argo*, sans le secours des rames, s'anima, prit les fières allures d'un navire courant vent-arrière, et un grand aigle noir, au cou fauve et chenu, qui, du haut des airs où il planait, fixait depuis quelque temps les yeux sur cette carapace rouge et flottante qu'il supposait être une proie, à ce mouvement vital reconnut son erreur, et s'éloigna désabusé.

Les voyageurs s'aventurèrent ainsi quelque temps en plein lac. Où se dirigeaient-ils ainsi sans boussole? Justin le savait peut-être; quant aux autres, insouciants du but autant que du chemin, ils savouraient silencieusement les délices de leur situation, ravis de se sentir aussi dépaysés que Gulliver ou Robinson.

Le silence était grand sur le lac. Excepté le doux clapotement du sillage et le léger murmure du vent dans la voile de fortune, nul bruit ne s'élevait sous le ciel. Cependant, par instants, Prospero, dont l'ouïe était fine comme celle d'un mohican, semblait, dans l'angle du hunier, prêter l'oreille à quelque son lointain et indécis que lui seul pouvait percevoir.

« Qu'est-ce? » dit Inglorius.

Prospero lui répondit par un signe muet, regarda dans le brouillard, écouta encore, puis, se levant tout à coup comme s'il se réveillait en sursaut :

« J'entends une cloche, dit-il.

— Une cloche dans ces parages! c'est impossible, jeune Prospero. A moins que vous ne subissiez ce prodigieux effet d'acoustique qui, par certains vents, en plein Atlantique, à huit cents lieues de toute côte, apporte aux oreilles des marins le son des cloches de Rio-Janeiro. Voyons, cédez-moi votre place; ceci mérite attention, et, s'il y a lieu, nous adresserons sur ce fait un rapport à l'Académie des sciences. »

Inglorius succéda à Prospero, et Salluste à Inglorius, dans le coin privilégié de la voile. A l'unanimité, il fut déclaré que ces sons assoupis, mais saisissables, provenaient bien des vibrations d'une cloche lointaine, et Justin, orientant la voilure, dirigea la barque de ce côté.

Peu à peu, à mesure qu'on approchait, les sons devinrent plus perceptibles, puis cessèrent tout à coup. Mais alors le brouillard se déchira, et une île, remarquable par d'épais ombrages d'où s'élançaient plusieurs bouquets de peupliers, se révéla coquettement à quelques encâblures.

L'île était seule au beau milieu du lac, et, à vol d'oiseau, paraissait devoir, autant qu'on en pouvait juger de loin, affecter la forme d'un cœur. Pointue par un bout, elle semblait, à l'autre extrémité, s'arrondir, et, au centre de l'inflexion des côtes, entr'ouvrir une molle baie.

L'Argo cingla droit sur ce point du rivage. Le vent fraîchissait de plus en plus, si bien que la voile semblait battre de l'aile à l'approche des terres.

Bientôt les détails de la côte se précisèrent.

« Je vois comme un temple sous les arbres, dit Salluste, et devant, une espèce de port..... Mais qu'est-ce que j'aperçois debout sur les enrochements du môle?

— On dirait deux grands oiseaux noirs à tête rouge, dit Prospero.

— Vous vous trompez, reprit Inglorius. Ce que vous prenez pour deux grands oiseaux, ce sont peut-être deux statues semblables à celles qui, pendant le moyen âge, furent rencontrées aux îles Açores, debout, au bord de l'Océan, et montrant du doigt le point mystérieux où plus tard Colomb découvrit un autre monde.... Mais non, ajouta-t-il, ce sont deux femmes, deux blondes en deuil. La teinte vigoureuse de leur chevelure, enflammée par le soleil, est la cause de votre erreur.... Serait-ce la toison d'or que recherche *l'Argo?*

— Monsieur Inglorius a raison, reprit Prospero. Je distingue maintenant leurs bonnets recourbés en becs d'oiseaux de proie, qui pourraient faire encore illusion, même de plus près.

— De cet appareil, Messieurs, reprit Inglorius, je conclus que ceci est vraisemblablement une page échappée à l'Odyssée d'Homère. Le grand poëte voyageur, en parcourant ces lieux il y a trois mille ans, aura, par mégarde, laissé tomber cette île de son portefeuille poétique. »

Pendant ce dialogue, *l'Argo* entrait à pleine voile dans le port où les voyageurs, en débarquant, étaient gracieusement reçus par deux jeunes filles tout habillées de noir.

« Déesses, dit Inglorius, pendant que Justin se hâtait d'amarrer la barque et de réparer le désordre de sa toilette en rendant la voile à sa forme première et à ses légitimes fonctions, Déesses, vous voyez quatre malheureux navigateurs qui, errant sur terre et sur mer, rencontrent pour la première fois, depuis bien longtemps, le doux sourire de la bienvenue.

— Monsieur, dit l'aînée des jeunes filles en souriant, nous ne sommes point des déesses, mais deux jeunes filles, ma sœur Anna et moi, qui, avec notre mère, une servante et un jardinier, vivons loin du monde, dans cette petite île, notre propriété. Propriété dès lors la vôtre aussi, Messieurs, car si l'hospitalité est partout un devoir, ici, dans cette île qui s'appelle....

— Madame, dit Inglorius en l'interrompant, pardonnez-moi ma méprise, car tant de beauté ne me semblait pas devoir appartenir à des mortelles, et j'ai cru un instant à la mythologie. Du reste, les paradis n'ont pas besoin de nom. Quant à nous, nous voyageons au gré des vents et de la fortune, veuillez donc nous laisser notre précieuse ignorance. »

Les jeunes filles respectèrent cette discrétion, et, acceptant le bras des débarqués, elles les introduisirent dans le temple qui était en forme de chalet. Là, les voyageurs trouvèrent une dame d'un âge mûr, qui, assistée d'une jeune servante, travaillait à l'aiguille auprès de la fenêtre.

Après les premières salutations, les nouveaux venus firent un récit rapide de leurs aventures; ils apprirent, en retour, que les jeunes insulaires et leur mère étaient Allemandes, qu'après de grands chagrins de cœur et de douloureuses épreuves, elles s'étaient enfermées dans cette île comme dans une élégie parfumée, où elles vivaient toujours vêtues de deuil et vouées au célibat.

« Comment, dit Inglorius, deux charmantes personnes peuvent-elles avoir si tôt renoncé aux plus douces espérances de la vie? »

Celle qui s'appelait Anna prit la parole :

« Monsieur, dit-elle avec un accent germanique prononcé, ma sœur Thècle et moi avons accueilli plusieurs fois de jeunes prétendants qui paraissaient nous offrir toutes les garanties de bonheur qu'on peut rêver. Mais l'harmonie des caractères est chose si délicate, que nous avons toujours, pour plus de sûreté, sollicité de nos futurs le voyage d'épreuve. Le voyage est la pierre de touche qui fait en peu de temps distinguer les cœurs d'or de ceux qui sont formés d'un métal moins pur. Sept fois, ma sœur et moi, avons renouvelé l'expérience des fiançailles; sept voyages consécutifs et variés nous ont prouvé durement que le mariage allait être pour nous un abîme. Nous nous sommes arrêtées sur le bord, et aujourd'hui, déçues et les habits en deuil, nous vivons dans la solitude de notre île comme dans l'isolement de nos cœurs. »

La jeune Anna dit, et baissa mélancoliquement le front.

« Ma fille, dit la mère, n'attristez point ainsi ces jeunes hommes. Il faut, quelles que soient vos douleurs, les oublier aujourd'hui pour faire dignement les honneurs de notre petit coin de terre. Allez, mes enfants, revêtir des vêtements moins sombres pendant que j'entretiendrai nos hôtes. »

[illegible] [illegible] [illegible]

[illegible] [illegible] [illegible] [illegible]

[illegible] [illegible] [illegible]

[illegible] [illegible] [illegible] [illegible]

[illegible] [illegible] [illegible] [illegible]

[illegible] [illegible] [illegible]

[illegible] [illegible] [illegible] [illegible]

[illegible] [illegible] [illegible] [illegible]

[illegible] [illegible] [illegible] [illegible]

CHAPITRE XIV

SÉJOUR DANS L'ILE.

La toilette ne fut point longue; elle fut pourtant complète. Un quart d'heure écoulé, les deux jeunes Allemandes, en robes roses relevées de nœuds et de rubans satinés de même nuance, les cheveux tressés et enlacés de guirlandes de sequins, le sourire aux lèvres, reparaissaient, et les grands chapeaux de paille qu'elles tenaient à la main témoignaient assez de leurs projets de promenade hospitalière. On se rendit à cette invitation muette, et toute la société, passant sur la terrasse du chalet, commença l'exploration de l'île qui n'avait environ qu'un millier de pas de tour, et n'était guère qu'un jardin.

Après avoir visité le parc avec son gazon, ses ombrages et ses fleurs, le potager et ses naïfs légumes, le verger et ses fruits pendants, les treilles aux pampres capricieux, le champ de blé où la moisson blondissait non loin du moulin à vent qui l'attendait, après avoir parcouru du haut en bas la maison du fermier, les jeunes filles proposèrent à Prospero et à Salluste un voyage de circumnavigation le long des bords de l'île.

Cette fois, *l'Argo* put compléter son gréement. La ferme abondait en madriers, cordages, vergues et matériaux. La chemise de Justin fut élégamment remplacée par les écharpes roses de Thècle et d'Anna. Ainsi gréé, le navire quitta le port, portant les deux couples gracieusement assis à l'arrière, pendant qu'Inglorius et la dame du lieu, suivant à pied le sentier qui longeait la rive, surveillaient du regard les manœuvres du frais équipage.

Quand le canot eut doublé la pointe de l'île, et qu'il fallut, pour compléter le périple, revenir contre le vent, Prospero et Salluste voulurent se mettre aux rames, mais leurs compagnes ne le souffrirent point. Par un caprice plein de grâce, elles saisirent impérieusement les avirons, et comme le temps était beau et le vent léger, on put voir les deux belles rameuses se pencher, et au bruit cadencé des sequins d'or de leur chevelure, faire, sur les flots du lac, glisser *l'Argo*, tout fier de ses matelots roses, ainsi que dans un tableau mythologique on voit passer, sur des vagues d'argent, une conque de nacre équipée d'Amours.

« Avez-vous remarqué, disait Thècle en approchant du port, que notre île a la forme d'un cœur? Grâce à deux petits môles arrondis, nous en avons déterminé la forme. Ces môles sont de pierre, mais la mousse et les pariétaires vont bientôt tout cacher sous leurs broderies de verdure et de fleurs, et la nature, dissimulant l'art, la ressemblance sera complète.

— Complète! dit Prospero. Les cœurs des habitantes seraient-ils donc ici comme leur île? Des pierres sous des fleurs? »

A cette observation, les deux fraîches batelières firent entendre une charmante gamme d'éclats de rire, et deux regards coquets visèrent les deux jeunes passagers et partirent en même

temps, disant à l'un : « Peut-être ! » et à l'autre :
« Essayez ! »

Le soleil se couchait cependant, et juste au
moment où la barque touchait le bord, une cloche au tintement déjà connu annonça le dîner.

La soirée se prolongea autour d'un foyer qui
flambait comme un doux symbole.

Pendant qu'Inglorius écoutait les longs récits
de la maîtresse de la maison, les quatre jeunes
gens, rangés autour d'une table, multipliaient
les petits jeux. Ce n'étaient que mignons papiers blancs qu'on se transmettait après y avoir
crayonné tour à tour maintes demandes, réponses, citations, confidences. L'un de ces jeux
paraissait avoir surtout le privilége d'exciter les
rires.

« A quoi jouez-vous donc? dit enfin la bonne
dame.

— Nous jouons, dit Thècle, au jeu du chevalier de la fine Épée.

— De la fine Épée? s'écria Inglorius, qui bondit comme un cheval de guerre au son de la trom-
pette.

— Oui, dit Salluste. Connaissez-vous ce jeu?

— Le Chevalier de la fine Épée! Mais c'est une légende.

— Peut-être bien, dit Anna. La légende, je l'ignore; mais le jeu, le voici : Nous écrivons chacun, sur un bout de papier, un signalement complet. La bouche, les yeux, la taille, tout y passe. Puis l'un de nous, qui est le chevalier de la fine Épée, M. Prospero, par exemple, coupe en deux dans le sens de la longueur, les listes détaillées. On mêle, on rapproche ensuite les morceaux au hasard, et comme les classifications ne sont point dans le même ordre, voici ce que nous obtenons :

« Portrait de celle que j'aime : Ses yeux sont comme.... deux cerises.

« Sa bouche.... à prendre entre les dix doigts.

« Ses dents.... comme l'aile d'un corbeau.

« Sa taille.... fendue en amande.

« Nous varions le jeu en y introduisant des vers connus dont les hémistiches séparés nous fournissent ce résultat :

« J'aime à voir aux lapins..... le nombre des années.

« La valeur n'attend pas.... cette chair blanche et molle.

« De mes faibles attraits.... les cabarets sont pleins.

« Elle qui n'était pas.... un fromage sans doute.

« Fille d'Agamemnon.... grosse en tout comme un œuf.

« Et des chantres buvant.... inondaient les portiques.

« Les quiproquos et les coq-à-l'âne abondent, comme vous voyez, par suite des hauts faits du chevalier de la fine Epée ; et maintenant, dirent les jeunes filles, maintenant que nous vous avons appris le jeu, monsieur Inglorius, contez-nous la légende.

— Elle n'est pas longue, dit Inglorius, mais elle se confirme par votre explication ; la voici : « Un beau chevalier des temps carlovingiens avait reçu d'une fée qui le favorisait une armure magnifique, et avec elle, une épée, mais une épée-fée comme la donatrice ; cette épée était si fine que la poignée seule en était visible ; quant à la lame, elle échappait au regard le plus perçant ; plus ténue cent fois qu'un cheveu, elle ne pouvait se constater que par la résistance qu'elle offrait au doigt qui la cherchait.

« Or, il y avait alors fort peu de temps qu'une belle princesse, fille d'un roi scandinave, avait été enlevée par un géant qui, disait-on, la retenait prisonnière dans une tour dont lui-même gardait les abords. Le chevalier de la fine Épée, ayant appris ce rapt, n'hésita point à tenter la délivrance de la belle. Il se présenta donc un jour devant le géant, et le somma de rendre le trésor virginal qu'il retenait si déloyalement. Le géant ne fit que rire de la sommation de ce pourfendeur qui venait à lui sans arme offensive, apparente du moins. Aussi se disposait-il à assommer son adversaire d'un coup de sa massue, quand celui-ci, s'esquivant par un bond de côté, fit retomber sur la tête du géant le fil de l'invisible épée, et la poignée levée ne s'arrêta que quand, la courbe décrite, elle eut enfin touché la terre. « — Tu es mort, dit le chevalier. — Je ne crois « pas, dit le géant en riant plus fort que jamais. « — Secoue-toi, reprit le chevalier. » Le monstre ne fit qu'un mouvement et tomba coupé en deux.

« La belle princesse fut donc délivrée, et sa main, vous le devinez, fut la récompense de son libérateur.

« Par la suite, les exploits du chevalier de la fine Épée se multiplièrent tellement que tous les enchanteurs du temps durent se réunir pour réparer les pertes dont il accablait la si nombreuse armée des brigands, géants, filous, et autres faiseurs de torts de l'époque. Après de longues élucubrations, ils parvinrent à composer un baume si merveilleux qu'il suffisait d'en oindre les deux parties séparées de la victime, puis de les rapprocher, pour reconstituer le corps en un parfait état de vie et de santé. L'avantage de ce baume, qui a un nom dans l'histoire, était immense, mais la fine Épée travaillait si bien et si vite que souvent les enchanteurs, faute de temps et d'attention, confondaient les morceaux de ces corps tous tranchés de la même manière, de sorte que bien des ressuscités ne se rencontraient plus dans leur identité primitive, et que maintes parties gauches se trouvaient fraternellement appareillées avec maintes parties droites qui n'avaient jamais eu, durant leur vie antérieure, aucun degré de parenté.

« Telle est évidemment, Mesdemoiselles, ajouta Inglorius, l'origine de votre jeu auquel je m'intéresse vivement, en considération de la légende. »

Ces jeux et ces récits abrégèrent la soirée et l'égayèrent si bien que, quand vint l'heure du sommeil, ce ne fut qu'avec regrets et force échange de regards, que, les mains serrant les mains, on se fit les adieux.

Quand Salluste et Prospero eurent gagné leur chambre, ils se regardèrent. « Si Sabine savait…. dit celui-ci. — Si Palombe apprenait…. dit celui-là.

— Chut! ne me dénonce pas, ou je te trahis.

— Ne me trahis pas, ou je te dénonce. »

Ils en étaient là de leur conversation quand Inglorius fit irruption chez eux.

« Messieurs, leur dit-il sans autres préambules, le blanc, le bleu, le rose sont de charmantes couleurs, mais vous n'avez droit chacun qu'à une seule, laquelle choisissez-vous ?

— Le bleu, dit Salluste.

— Le blanc, dit Prospero.

— A la bonne heure! continua Inglorius, je craignais que vous n'eussiez l'intention de procurer à nos deux déesses roses l'occasion d'un huitième voyage ; il n'en est rien, vous êtes fidèles, tant mieux ! couchez-vous donc vite et dormez bien, car demain, dès l'aube, *l'Argo* appareillera.

Ces mots terminèrent la journée.

Le lendemain, dès quatre heures du matin, quelques cailloux lancés contre les vitres d'Inglorius le réveillèrent. C'était l'actif Justin qui témoignait ainsi de son ardeur au départ, et un quart d'heure après, quatre ingrats quittaient furtivement le chalet.

A l'air frais du matin, la voilure de *l'Argo*, faite encore des deux écharpes roses, se balançait dans le port.

« Diable! dit Inglorius, j'ai bien laissé sur la table un petit mot d'excuse et d'adieu pour les maîtresses de l'île.... partir sans autre congé, c'est à peine poli; mais emporter ces voiles, ce serait peu honnête.

— Ne craignez rien, Monsieur, dit Justin; j'ai tout prévu. Ce disant, il tira de sa bourse cosmopolite et polyglotte comme son propriétaire, une poignée de piécettes d'or de tous pays, les perça une à une avec un poinçon, les enfila dans un lacet de soie, les fixa à distances égales, et forma ainsi deux précieux bracelets qu'il alla suspendre à la porte du chalet.

— Là! les adieux sont faits, dit-il en revenant; partons en paix.

— C'est le prix de ta chemise que tu viens de payer là, Justin, dit Inglorius; ces demoiselles l'ajouteront à leurs guirlandes de sequins, peut-être ont-elles coutume de grossir ainsi leur trésor déjà si riche. C'est par un procédé analogue que l'Egyptienne Rhodope, chaque jour, ajoutait, dit-on, quelques pierres à sa pyramide. »

On partit, le vent soufflait favorable. Bientôt la petite île, que le soleil levant semait de poudre rose, disparaissait dans ce joli brouillard.

« Adieu le rose! dit Inglorius. »

CHAPITRE XV.

DERNIÈRES EXTRÉMITÉS.

Quand les nouveaux Argonautes eurent couru quelque temps ainsi, ils s'aperçurent peu à peu, au rapprochement des côtes et à la rapidité de leur marche, qu'ils avaient retrouvé le fleuve et repris le courant; alors Prospero dit à Inglorius :

« Ne vous semble-t-il pas, Monsieur, que, malgré l'intervention des bracelets, notre départ a été un peu brusque, et ne devons-nous pas en avoir quelques remords ?

— J'avoue, dit Inglorius, que j'ai un peu agi d'après la tradition et l'autorité de Mentor, quand, pour arracher Télémaque à l'île de Calypso, il le précipite du haut d'un promontoire. Rassurez-vous, pourtant; je suis parvenu, dans ma lettre

13.

d'excuse, à encadrer mes explications dans un madrigal qui fera, je l'espère, pardonner un peu notre fuite.

— Fuite, c'est le mot, reprit Prospero; mais là encore, n'avez-vous pas manqué à vos principes sur les devoirs des civilisateurs?

— Peut-être, dit Inglorius; cependant la civilisation de l'île que nous venons de quitter, et qui doit être une des *îles de la Société,* me paraît assez avancée pour pouvoir se passer de nous; il ne s'agissait pas ici de renouveler les négociations pratiquées à O'Taïti. Au reste, si vous les regrettez, nous pourrons en référer à notre gouvernement, et demander sur ce point des instructions à mesdemoiselles Sabine et Palombe. Que vous en semble? »

Les deux jeunes gens sourirent et se turent.

Inglorius continua :

« Messieurs, il est une question plus délicate que je dois aborder; notre départ précipité entraîne des conséquences plus graves que ne le sont ces détails oiseux d'urbanité et de convention. Nous sommes partis de bonne heure, à l'improviste, sans boussole, sans vivres; il est déjà tard ; la disette règne à notre bord, et si j'en crois mon estomac, elle va bientôt se convertir en famine. Je comprends toute mon imprudence et je la confesse ; mais vous me pardonnerez, Messieurs, car j'ai un moyen de tout réparer.

— Lequel? dirent avec ensemble Prospero et Salluste qui, depuis quelque temps, étudiaient la question tout bas et avec angoisse.

— Le moyen, le voici ; je ne l'ai pas inventé, mais il est excellent et traditionnel dans les circonstances critiques où nous nous trouvons. Je vais mettre dans mon chapeau les noms de tous ceux qui forment l'équipage de *l'Argo*, et celui qui tombera au sort sera sans doute assez raisonnable pour comprendre la nécessité et s'y soumettre.

— Se soumettre à quoi ? dit Salluste.

— A la nécessité.

— Quelle nécessité ?

— La nécessité d'être mangé par les autres, dit brutalement Inglorius. Du reste, qu'il soit sans inquiétude, et d'avance assuré de tous nos égards. »

Alors, Inglorius détacha gravement quatre

feuillets de son carnet de voyage, y inscrivit quatre noms, les roula, les jeta dans le fond de son chapeau, et après les avoir agités, dit :

« C'est à vous, Salluste, comme le plus jeune, qu'il appartient de tirer le fatal bulletin. »

Salluste plongea sa main dans le chapeau en détournant la tête, hésita quelque temps, puis amena un billet qu'Inglorius déroula avec solennité.

« Le sort, dit-il, ne pouvait mieux agir..... Messieurs, il a choisi le plus considérable et le meilleur d'entre nous, il a daigné désigner ce bon, ce parfait, cet exquis M. Justin Pellagru, le pilote que nous aimons tous. »

Dès que ce nom fut proclamé, de grands éclats de rire partirent sur l'avant du navire.

« Messieurs, interrompit sévèrement Inglorius, ces cris de joie nous prouvent combien l'homme, livré à ses instincts carnassiers, méconnaît vite les devoirs de sa nature supérieure et les préceptes de la morale. Messieurs, que dès ce moment M. Justin Pellagru nous soit sacré; son bien-être, son humeur, sa santé, sont pour nous un intérêt de premier ordre, car Justin, ne l'oublions pas, est celui qui a droit à tous nos égards. »

Pendant ce temps, Justin, fermement assis à la barre, souriait héroïquement.

« Justin, dit Inglorius, nous t'accorderons toutes les douceurs compatibles avec la déplorable situation où nous nous trouvons, et de même que le condamné à mort a le privilége d'adresser, du haut de l'échafaud, un discours d'adieu à la foule, de même aussi tu peux nous faire entendre quelques paroles éloquentes que nous conserverons là... Seulement tâche de n'être pas long.

— Monsieur, répondit Justin, j'ai beaucoup à dire; cependant j'obéirai, je serai court. Je ferai d'abord remarquer que je pourrais attaquer le mode d'inscription choisi par vous. Cette inscription a eu lieu sans contrôle; il me serait dès lors possible de soutenir que, de tous ceux de l'équipage, mon nom seul a été porté sur les quatre bulletins. »

A cette accusation, Inglorius opposa un geste de dénégation indignée.

« Au reste, reprit l'impassible Justin, je ne

conteste ni ne proteste, j'accepte la décision du sort; seulement, je demande…

— Tout ce que tu voudras, Justin, pourvu que ce ne soit point un sursis.

— Il ne s'agit point de sursis; je demande deux autorisations : la première, de n'être…. consommé qu'en détail, et au fur et à mesure des besoins.

— Accordé, dit Inglorius.

— En second lieu, celle de pouvoir procéder par voie de remplacement.

— Accordé encore, dit Inglorius, à condition que l'échange ne soit en rien préjudiciable à nos droits.

— Il sera avantageux, dit Justin. » En parlant ainsi, il se baissa.

A ce geste, les Argonautes crurent un instant que la malheureuse victime du sort, pour se soustraire à l'affreux destin qui l'attendait, allait se jeter à l'eau. Il n'en fut rien. Justin fouilla sous ses pieds, puis se releva, tenant par l'anse un panier qui paraissait fort lourd; il l'ouvrit, en tira un magnifique jambon, et avec sa noble simplicité habituelle :

« Voici mon remplaçant, » dit-il.

A cette vue, depuis la pomme de son grand mât jusqu'à sa quille, *l'Argo* tout entier applaudit, et avec d'autant plus d'enthousiasme que plus d'un œil avide, plongeant jusqu'au fond du panier, avait au loin entrevu du pain blanc, deux ou trois bouteilles poudreuses, et maintes petites surprises gastronomiques enveloppées d'un papier mystérieux.

Il était plus de midi. Le remplaçant de Justin fut fêté à la ronde ; Justin lui-même en prit sa part. Sa prévoyance avait fait son salut.

Quand l'appétit fut satisfait, que l'équipage de *l'Argo*, repu, eut renoncé à puiser dans les flancs du garde-manger d'osier, chacun se coucha sur son banc de rames, décidé à se livrer à la rêverie profonde, conséquence d'un jeûne exagéré suivi d'un repas excessif. Justin seul, selon l'usage de ceux qui viennent d'échapper à un grand danger, se complaisait à narrer les circonstances providentielles qui avaient amené à bord de *l'Argo* le panier sauveur. Il avait, disait-il, visité la maison du jardinier. L'île devait suffire, en principe, aux besoins de ses habitants ; mais, dans les cas imprévus, au moyen d'une petite barque qui établissait les communications avec le continent, le jardinier en rapportait force provisions dans le sanctuaire desquelles Justin avait pu pénétrer.

C'est là qu'il avait contemplé avec extase maintes conserves germaniques et appétissantes, choucroutes parfumées, confitures diaphanes, fromages balsamiques, jambons et vins d'origines illustres.

Le jardinier, séduit par les éloges de son compagnon, n'avait pu se dispenser de laisser aux mains de l'adulateur le prix de l'adulation ; c'est ainsi que Justin avait pu pourvoir, dès la veille, aux besoins du lendemain, et prévenir la famine.

Ce bavardage dura longtemps ; Justin, prenant le mutisme de l'assoupissement pour le silence de l'attention captivée par sa parole, ne s'apercevait pas que tout l'équipage de *l'Argo* s'était endormi au bruit monotone de ses descriptions. Il s'y livrait avec ampleur, quand tout à coup, une rude secousse vint à ébranler le bâtiment ; immédiatement, mâture, voiles, gréements, cordages et dômes rouges, tout tomba avec fracas, et les dormeurs, subitement réveillés, roulèrent confondus dans la cale.

« Un homme à la mer ! cria Inglorius qui, en se relevant, avait vu disparaître Justin, renversé de sa poupe élevée. La terreur était à son comble. Un nouvel accident, venait d'interrompre le voyage. *L'Argo* avait touché.

C'est là un des grands dangers de la navigation fluviale. Souvent, dans ces parages peu fréquentés, quand de grandes pluies surviennent, elles entraînent dans les torrents de grands chênes déracinés ; ceux-ci suivent le cours qui les emporte et flottent longtemps au gré des eaux.

Mais parfois il arrive que l'un d'eux, naturellement plus pesant et plus plongeant par l'extrémité qui porte sa racine, rencontrant un bas-fonds, s'y implante tout à coup. Ancré dans la vase où il s'enfonce comme un pieu, le tronc demeure oblique et résiste aux efforts du courant, semblable à un athlète en attitude de combat.

Ces sortes d'écueils étranges ont un nom spécial : on les nomme des *chicots*.

C'était sur un chicot branchu que *l'Argo* venait d'échouer.

Cependant tout était désordre et confusion à

bord. Le premier soin d'Inglorius avait été de retirer du flot où il se débattait le malheureux pilote plus fortement trempé que jamais. Pour Salluste et Prospero, ils s'étaient hâtés de mettre en lieu sûr la cambuse d'osier et ses provisions.

Dès lors on se multiplia : mâts et voiles furent redressés, avirons furent bordés, mais en vain ; aucun effort ne put renflouer le navire ; il était engagé profondément dans les branchages du chicot, comme un nid naufragé.

Plus d'espoir ! La perte était imminente. Une voie d'eau s'était déclarée, la cale commençait à s'emplir. Il fallut songer à abandonner *l'Argo*.

« Justin, dit Inglorius, vite, prends la gaffe et sonde le gouffre.

Justin sonda. A un mètre environ, il trouva le fond.

—Monsieur, dit-il, nous pourrons nous sauver, mais il faudra nous mouiller.

— Te mouiller, Justin ! Eh ! que t'importe ? profite de ton état pour rendre un grand service à tes frères en humanité en leur évitant un bain inopportun. Tu vas te remettre à l'eau, chose indifférente pour toi. Tu prendras chacun de nous sur tes épaules, et nous transporteras ainsi tour à tour sur la plage. La côte, heureusement, est proche ; une quinzaine de pas au plus, et tu nous sauves tous du naufrage et de l'humidité. Tu dois bien ce retour à la modération qu'a montrée pour toi l'équipage à l'heure de la famine ; ta vie nous appartient, nous te la rendons moyennant un léger service de portefaix aquatique, service qui nous est dû, d'ailleurs, à un autre titre ; car, comme capitaine, ton devoir est de tout faire pour le salut de ton équipage, et de quitter ton bord le dernier.

Justin ne paraissait pas convaincu ; néanmoins, après quelques hésitations, il se laissa glisser dans l'onde écumante, et vint, immergé jusqu'aux genoux, présenter ses épaules à ses compagnons.

« Allons, jeune Salluste, c'est le droit de votre âge, embarquez-vous le premier dans le canot de sauvetage. »

Salluste obéit, et monté, jambe de ci, jambe de là, sur le cou de Justin, il arriva sans encombre au rivage.

Il en fut de même de Prospero, de même aussi

d'Inglorius. Tout le monde rendu à terre, Inglorius allait commencer une allocution digne de la circonstance, quand, à son grand étonnement, il vit Justin se rejeter à l'eau et regagner une dernière fois le navire.

« Où vas-tu? » dit Inglorius.

Soit que la voix se perdît dans le bruit du flot déferlant sur l'écueil, soit autre raison, Justin ne daigna pas répondre, mais bientôt on le vit revenir portant sur son épaule le dernier objet qui lui tînt au cœur.... le panier.

« Je ne suis pas ingrat, dit-il en riant à la précieuse épave; tu m'as sauvé, je te sauve, nous voilà quittes.

— Bravo! dit Inglorius, ma harangue d'occasion était prête, Justin, mais elle paraîtrait bien pâle à côté de ce mot sublime; je la retiens. Capitaine Justin, vous avez fait votre devoir, je le jure par la face de ce soleil qui vous regarde pour vous admirer.

— Et pour me sécher aussi, j'espère, dit Justin en se déshabillant. »

Les naufragés s'étendirent alors sur l'herbe de la rive, et reprirent philosophiquement leur

somme. Pour Justin, en costume de nymphe, il
appendit aux branches des arbres voisins l'éten-
dage de sa lessive imprévue, et chercha à son
tour, à l'abri d'un buisson, un repos qu'il avait
bien gagné.

Toute la bande, bercée par le grand murmure du fleuve, dormait depuis quelques heures,
quand elle fut réveillée par un cri soudain de
détresse; c'était Justin qui venait de constater,
avec un grand gémissement, que son séchoir
était vide.

— Qu'est-ce, mon Dieu? dit Inglorius.

— Monsieur, dit Justin, mon linge, mes habits, tous disparus.... partis....

— Pour où? dit Inglorius.

— Hélas! Monsieur, si je le savais! en attendant, me voilà comme un saint Jean-Baptiste.

— Si tu aimes ce nom, nous te le donnons,
Justin; mais pourquoi te désoler? Dans les pays
inconnus que nous allons parcourir, au sein de
ces climats ardents et sous ce ciel de feu, les
vêtements sont superflus; on s'en passe; c'est
une coutume dont la civilisation peut souffrir,
mais la nature y gagne. Puis, qui sait si nous

ne serons pas tous bientôt réduits à cet uni-
forme?

— Monsieur, dit Justin, j'ai bien encore un
petit rechange dans mon hâvre-sac, mais je le
ménageais, et.... Ah! mon Dieu! oui.... c'est
lui..... le voilà!...

— Quoi? Justin.

— Sur cette branche là-haut, à droite.... le
voyez-vous?

— Quoi, Justin? un oiseau?

— Eh non! mon pantalon! et puis, tenez, au
rameau de ce chêne....

— Oui, oui, je la reconnais aussi, Justin; c'est
la redingote jaune, dit Inglorius, et voilà ta chemise au sommet de ce peuplier. La volage! elle
agite ses bras vers nous avec des gestes désor-
donnés et repentants. Habituée à la navigation,
ta garde-robe a voulu profiter du vent pour continuer le voyage.... Tu t'es endormi, Justin,
comme un berger négligent, et le troupeau s'est
dispersé; nous allons tâcher de le rassembler. »

Prospero et Salluste étaient déjà en quête, l'un
sur le peuplier, l'autre sur le chêne; ils eurent
bientôt recueilli et ramené les déserteurs. Justin,

revenu de son alerte, se hâta de s'habiller, et tous ces exercices ayant ramené l'appétit, on fit une dernière visite au panier qui fut vidé jusque dans ses abîmes, puis jeté à l'eau comme embarrassant pour la marche qu'il s'agissait d'entreprendre, marche que Justin détermina d'après le soleil couchant.

On partit donc, non sans un dernier coup d'œil jeté à *l'Argo*. Pauvre *Argo!* immobile toujours sur son écueil, avec ses coupoles rouges lacérées par le naufrage, avec ses mâts penchés et mélancoliques, avec ses écharpes roses flottantes et désordonnées, il semblait, à son équipage qui l'abandonnait, faire des adieux désespérés!

CHAPITRE XVI.

AVENTURES NOCTURNES.

Le pays que, sac au dos et le bâton à la main,
les Argonautes démontés parcouraient, était composé d'un grand bois peu épais et d'arbres clair-
semés. Ce fut même un spectacle splendide que
celui qu'offrait le soleil, se couchant dans sa pourpre, entrevu derrière les troncs énormes, les rameaux tordus, et le feuillage fourmillant et noir.
Inglorius avait bien reconnu dans le caractère de
ce chaud paysage tous les ruissellements de la
lumière tropicale; mais la nuit venait, rapide et
envahissante, comme dans tous les climats équa-
toriaux, et Justin avait dit entre ses dents :

« Nous avons bien fait de dormir d'avance.

« — Nous sommes donc bien perdus, Justin ?

— Oh ! Monsieur, nous nous retrouverons. J'ai mon étoile là-haut, mais je crains les nuages. »

Justin avait raison de craindre. Le ciel et la nuit déjà obscurs se compliquèrent bientôt par l'amoncellement graduel de nuées lourdes et massives, qui s'étendirent comme un masque noir sur la face du firmament. Il était dès lors presque impossible d'avancer dans ces ténèbres encombrées ; à chaque instant, la marche de la caravane était interrompue par la rencontre de quelque arbre imprévu, ou le choc d'un buisson inaperçu.

« Si nous couchions ici, pour attendre demain, dit Inglorius qui, empêtré dans une broussaille, venait de tomber, et se trouvant bien ainsi, jugeait la place commode au campement.

— Monsieur, dit Justin, j'ai une idée.

— Lumineuse ?

— Terne peut-être, Monsieur, mais suffisante pour la circonstance. »

Justin voulut immédiatement appliquer son idée ; on l'entendit, dans l'ombre, déboucler son sac, y fureter en murmurant, s'agiter quelque temps, puis enfin s'écrier :

« Monsieur, votre couteau ! prêtez-le moi.

— Avec empressement. Vas-tu nous bâtir un hôtel ? »

Justin ne répondit pas, mais on put l'entendre travailler dans les ténèbres.

« Rassurez-vous, dit Inglorius à Prospero et à Salluste. Dans cinq minutes nous aurons un palais ; Justin s'en occupe. »

Cependant, dans le silence de la nuit, par moments, un bruit singulier, comme un craquement de bois, s'élevait du côté de Justin. Il s'y mêlait parfois force jurons discrets qui trahissaient tous les efforts du travailleur.

« Monsieur, dit enfin Justin, avez-vous des allumettes ? les miennes sont mouillées.

—Allumettes de naufragé, dit Inglorius. Tiens, en voilà de sèches. Allons, allume vite les lampes, torchères, lustres et candélabres, que nous puissions entrer ; tâche que le salon ait de bons tapis, que les fauteuils soient capitonnés, et n'économise pas les bûches au foyer. »

L'allumette d'Inglorius opéra, et on aperçut

alors Justin qui portait, fichée au bout d'un bâton, une bougie allumée et soigneusement entourée d'un vieux journal pour la garantir du vent.

« Bon ! voilà la torchère, Justin, mais où est l'escalier de marbre blanc et la grille de fer ciselé qui doivent....?

— Monsieur, encore deux ou trois petites heures, et nous y serons.

— Désastre et déception ! Justin, passe devant, et si tu nous trompes encore.... Enfin, Messieurs, Prométhée n'eût pas mieux fait. En route, et suivons le falot. »

La marche au flambeau dura bien dix minutes, mais alors un coup de vent ayant renversé le papier sur la flamme, le falot devint vraiment une torche, et comme Justin s'empressait d'arrêter les progrès du désastre, la bougie éteinte avec l'incendie laissa tout retomber dans l'ombre.

« Je renouvelle ma proposition, dit Inglorius. Couchons ici.

— Monsieur, dit Justin, j'ai une idée.

— Encore ! veux-tu mon couteau ?

— Non, Monsieur. Si un de ces messieurs

voulait bien grimper sur un de ces grands arbres, il pourrait peut-être apercevoir....

— Une petite lumière. Elle est extraite du Petit-Poucet, ton idée. N'importe, elle est peut-être bonne. Allons, Messieurs.... »

Salluste avait déjà choisi son mât d'observation; en quelques secondes, agile comme un gabier, il en eut gagné le sommet.

« Eh bien! dit Prospero, ne vois-tu rien?

— Il doit voir une petite lumière, dit Inglorius.

— Je vois une petite lumière, cria Salluste comme un écho intelligent.

— J'en étais sûr! Règle générale: si vous vous trouvez perdu, la nuit, dans une forêt, montez sur un grand arbre; vous apercevrez toujours une petite lumière.

— Remarquez bien la direction, Monsieur, recommanda Justin.

— Un peu à droite. Il y a une sorte de sentier, la lumière est au bout.

— Bien, descendez, jeune mousse. A la première distribution, vous aurez double ration; maintenant, appuyons à droite. »

L'on ne tarda pas à trouver le sentier, et bientôt la lumière signalée par Salluste apparut faiblement à travers le fourré.

« Ce doit être la cabane d'un pauvre bûcheron et d'une pauvre bûcheronne, à moins que ce ne soit le domicile de l'ogre, dit Inglorius. Notre milieu, Messieurs, a complétement changé. Hier, nous avons parcouru l'Amérique, l'Afrique et l'Océanie, puis nous avons visité une île mythologique ; cette nuit, nous voilà dans la patrie du Petit-Poucet et de l'Ogre. Demain, je l'espère, c'est au pays des génies et des fées que nous arriverons.... si toutefois.... l'Ogre a déjà soupé, ajouta-t-il en façon d'épiphonème.

— Monsieur Inglorius, dit Prospero en s'arrêtant, vous l'avez dit ; c'est une cabane.

— Faites toc-toc, » dit Inglorius.

C'était en effet une cabane, basse, mystérieuse, charpentée de branchages et maçonnée d'argile, avec une porte close et sombre entre deux fenêtres vitrées de papier huileux, à travers lequel on voyait briller cette lueur de lanterne sourde qui avait guidé la troupe anuitée.

Prospero, selon l'ordre d'Inglorius, frappa à la porte.

Un bruit de ferrailles intérieures répondit seul d'abord, puis des pas lourds et lents semblèrent se diriger vers l'huis.

« Voilà le bûcheron, dit Salluste.

— Je parie pour l'ogre, dit Inglorius.

— Qui va là? fit une grosse voix.

— De pauvres petits voyageurs perdus dans les bois. »

La porte s'ouvrit. Une fumée épaisse s'en échappa, et dans le brouillard qu'elle dégorgeait, un homme de grande taille apparut, tenant un lumignon d'une main, un pistolet de l'autre.

« Combien êtes-vous? dit-il.

— Quatre. »

L'homme éleva sa lampe, considéra les survenants, vérifia le compte, et fit une moue de dédain.

« Entrez, » dit-il.

Puis il ajouta quelques mots bourdonnés plutôt que parlés.

« Que dit-il, Monsieur? murmura Justin.

— Il dit que cela sent la chair fraîche. »

Les voyageurs en entrant furent saisis par la fumée qui remplissait la chambre. Justin, que les plaisanteries continuelles d'Inglorius avaient fini par impressionner, remarqua avec soulagement que cette fumée provenait d'un beau cuissot de chevreuil qui, pendu à une ficelle au-dessus du foyer, tournait dans la cheminée dont il encombrait le conduit.

Une grosse pipe de porcelaine, que, débarrassé de sa lampe et de son pistolet, l'homme reprit avec empressement, vint collaborer à l'épaississement de la brume intérieure.

Quand les voyageurs furent assis devant le feu, sur un grand banc de bois brutalement taillé à la hache, ils inspectèrent la chambre ; mais à travers la buée on ne distinguait rien que quelques armes pendues aux murs, un bahut ventru, des ustensiles de ménage ; çà et là quelques instruments informes accroupis comme des gnomes familiers grimaçaient vaguement dans les coins.

Après quelques moments d'un silence embarrassé :

« J'ai faim, dit l'homme d'un ton à faire trembler, et en considérant ses hôtes. J'ai faim, répéta-t-il, et vous ?

— Nous avons mangé avant de nous mettre en route, dit doucement Salluste.

— Tant mieux ! Alors, quand vous aurez sommeil, il y a là, à côté, mon garde-manger qui pourra vous servir de chambre à coucher. Il est vide pour le moment, je vous le cède ; vous y trouverez des feuilles mortes en tas ; c'est mon lit ordinaire, vous le prendrez. »

Inglorius remercia, mais le regard de l'homme était si sauvage, quoiqu'il glissât toujours au-dessous de celui de son interlocuteur comme une épée dans une fente, que le silence redevint plus profond encore et plus sinistre.

On n'entendait au dedans que le bruit de la graisse tombant du rôti et pétillant dans le foyer, et au dehors, que le roulement lugubre et sourd du vent dans la forêt.

La situation était pénible. Pour l'interrompre, Inglorius, se levant, dit :

« Nous sommes fatigués. Si vous le permettez, nous allons profiter de votre offre ; mais avant, nous devons vous dire qui nous sommes.

— A quoi bon ! vous ai-je demandé vos papiers ? me prenez-vous pour un gendarme ? »

Ces mots coupant court à toute explication, les quatre voyageurs saluèrent leur hôte qui les introduisit dans un petit réduit formant la seconde et dernière pièce de la maison. Comme l'autre, elle avait une fenêtre garnie de papier huilé, mais point de porte extérieure ; au fond, une espèce d'alcôve, pleine de feuilles entassées qui composaient tout l'ameublement du local, ouvrait un antre noir et profond.

« Voilà. Dormez bien, » dit l'homme. Et il se retirait en emportant la lampe, sans songer aux ténèbres qu'il allait laisser derrière lui, quand Justin, l'arrêtant, déboucla son sac, en tira une bougie et l'alluma.

« Ah ! dit l'homme, vous avez des sacs bien garnis. Adieu. »

Quand il fut parti : « Messieurs, que pensez-vous de notre hôte ? dit Inglorius à demi-voix. Personne ne répondit.

« Il y a unanimité, continua-t-il sur le même ton. Je vais procéder par interpellation. Voyons, Salluste, parlez le premier.

— Moi, je crois que c'est un garde-chasse bourru, ou un braconnier inquiet.

— Non, dit Prospero, c'est un bûcheron veuf, ou un charbonnier en faillite.

— Et toi, Justin, que penses-tu ?

— Hum, hum ! fit Justin.

— C'est aussi mon opinion, messieurs ; je suis de l'avis de Justin, continua Inglorius, je regrette l'ogre, hélas ! ce n'était qu'une douce illusion. Enfin n'importe, tâchons de dormir dans ce.... garde-manger, demain nous saurons le reste.

— Dormez, dit Justin, je vais veiller au fanal.

Inglorius et les deux jeunes gens furent bientôt étendus mollement sur les feuilles, la tête sur le sac, oreiller du voyageur. Comme pourtant le sommeil tardait à venir, Inglorius entama le conte du petit Poucet avec variantes et commentaires. — Messieurs, dit-il, il ne faut pas dédaigner les contes. De même que toutes les productions de l'esprit humain, ils ont leur valeur et expriment une face de la vie. L'antiquité, le moyen âge et le monde moderne ont eu leur petit Poucet. A toutes les époques, il a fallu que l'intelligence luttât contre la force brutale. Le règne de l'intelligence et de la justice étant le but final de la civilisation, c'est là l'idéal que l'homme poursuit; mais, pour y arriver, il faut que l'intelligence passe par trois états : l'esclavage, la révolte, la domination. Ruser, lutter, dompter, voilà les trois actes de ce drame. La mythologie l'indique ainsi déjà, quand elle nous représente ses héros et ses demi-dieux, soumis à des fatalités suprêmes. Sans parler de l'ogre Polyphême et d'Ulysse, le petit Poucet homérique, ne voyons-nous pas l'ogre Hercule, fils de Jupiter, soumis, malgré sa force, à Eurysthée, autre petit Poucet de l'antiquité? Ne voyez-vous pas Alcide, le grand Alcide, sur l'ordre du piètre Eurysthée, faire le ménage de l'ancien monde, nettoyer la contrée, balayer la Grèce, éponger les marais, écheniller les montagnes, démêler les forêts, éplucher les bois, pourchasser les bêtes fauves, monstres, brigands et autres insectes, percer les cloisons des isthmes, aller quérir les fruits savoureux? Omphale lui impose sa quenouille, car c'est l'ogre le plus complaisant du monde que ce terrible Alcide!

« Le moyen âge a eu aussi son petit Poucet dans la belle châtelaine qui armait et récompensait d'un ruban l'ogre chevalier; il a chanté un autre petit Poucet dans son roman du Renard. Notre petit Poucet moderne est l'héritier direct d'Ulysse, d'Eurysthée, d'Omphale, de la châtelaine et du Goupil. Il triomphe aujourd'hui. Ne vient-il pas de conquérir sur l'ogre grossier de l'ignorance ses bottes de sept lieues, le chemin de fer? Le petit Poucet a bien grandi aujourd'hui, grandi à faire craindre qu'il ne devienne ogre à son tour. Mais non, il accomplit son œuvre d'affranchissement, sa domination se tempère par elle-même, car le petit Poucet d'aujourd'hui, c'est tout le monde qui pense, qui parle et qui vote. La force n'est force qu'à condition de résider dans les masses. Qu'en pensez-vous, Salluste?... et vous, Prospero?... Allons, bon! ils dorment, finit Inglorius en bâillant. La force réside en eux, car ils ne sont que des masses. Bonne nuit. Faisons comme ces innocents. »

Sur ce, Inglorius allait s'endormir, quand un craquement vague, parti de la salle voisine, lui fit lever la tête. Il vit Justin, l'oreille appliquée contre la porte, et faisant un geste de mystère. Tout retombant bientôt dans le silence, Justin revint s'asseoir auprès de sa bougie, et Inglorius resta demi-couché sur son tas de feuilles.

Cinq minutes après, un grand coup de poing creva une des vitres en papier qui garnissaient la fenêtre, une bouche et deux yeux ardents prirent la place du poing, la bouche fit entendre un léger sifflement; Justin accourut. A travers la vitre éborgnée, il échangea quelques mots avec l'invisible interlocuteur, puis il regarda Inglorius, mit un doigt sur ses lèvres, et sortit.

« Que diable est-ce? pensa celui-ci. Ces yeux apparus un instant à travers le châssis n'étaient-ils pas de ma connaissance? ils avaient.,.. oui, ma foi!... ils avaient le regard de Zeb. »

Et Inglorius se mit à rêver une légende.

« Vite, vite, dit Justin en rentrant tout à coup. Aux sacs! Réveillons ces messieurs et partons; il vient de sortir.

— Qui?... l'ogre? dit Inglorius.

— En route! » reprit Justin qui se hâta d'attacher les sacs sur le dos des jeunes gens tout ahuris, et les entraîna dehors.

La nuit avait repris sa limpidité, les étoiles brillaient de leur plus pur éclat.

« Nous voilà en bon chemin, dit Justin.

— Comment le sais-tu?

— Je le vois, monsieur, à cette étoile à rayons bleus qui me cligne de l'œil. Hâtons-nous pourtant pour échapper à ce.... voleur.

— Voleur! dit Prospero, le mot est dur.

— Oh! je sais ce que je sais.

— Cette fois le mot est profond, dit Inglorius. Mais enfin, être quatre contre un, et fuir, Justin, est-ce bien glorieux?

— Et puis notre hôte, notre ami, notre ogre, l'appeler un voleur!... murmura Salluste qui regrettait son somme.

— Je sais ce que je sais. Oui, un voleur; oui, un brigand; oui, un larron.

— Ne dis pas de mal des larrons, Justin, il y en a de bons, témoin le bon larron, celui de l'Évangile et de la légende.

— La légende! la légende! cria Salluste.

— Jeune Salluste, votre goût se forme, dit Inglorius, vous voulez une légende pour charmer les ennuis de la marche nocturne. Écoutez donc :

« Vous vous rappelez le roi Hérode qui, averti

par les Mages de la naissance d'un roi futur, se
décida à ordonner le massacre des Innocents,
bonne précaution pour s'éviter les embarras de la
révolution qui lui était prédite ; mais précaution
vaine, comme vous le savez, car un ange prévint
Marie et Joseph de la mesure politique qui menaçait l'enfant divin, et ils s'enfuirent en Égypte.
Or, comme ils étaient en route, et que par une
nuit semblable à celle ci, ils cheminaient, la
mère et l'enfant sur un âne, et Joseph suivant à
pied, ils arrivèrent dans un désert et se trouvèrent exposés à passer la nuit sans autre tente que
le ciel. Ayant cherché pourtant quelque excava-
tion dans les rochers qui gisaient là, pour abriter
l'enfant, ils aperçurent, à quelques pas, une
grosse pierre qui semblait clore un antre ; ils
s'en approchèrent, et entendirent comme une
grande rumeur semblable à celle que pourrait
faire une multitude enfermée dans un souterrain.
Comme ils hésitaient, un homme assis dans l'ombre de la pierre se leva, vint à eux, et leur demanda ce qu'ils voulaient. Joseph expliqua son
inquiétude, et l'homme, repoussant la pierre,
disparut.

« Pendant ce temps, Joseph faisait descendre la mère et l'enfant de leur monture, attachait l'âne au rocher, et attendait. L'homme revint bientôt, leur disant : « Entrez, vous arrivez à temps. » Puis il les introduisit dans la caverne.

« C'était bien une caverne, une vraie caverne de brigands ; ils étaient là en grand nombre, riant, chantant, buvant, et se partageant le butin. Or, parmi cette foule, il y avait une femme, une mère aussi ; mais son enfant mourait, car le lait maternel s'était tari dans les fatigues de cette vie désordonnée. Dès que la malheureuse vit paraître cette autre mère et cet autre enfant, elle tressaillit, une lueur brilla dans son désespoir, et présentant son fils à Marie : « Il meurt, dit-elle, « si vous n'avez pitié de lui. » Marie eut pitié, elle prit le nourrisson affamé, et l'allaita.

« Le lendemain, chacun se remit en voyage : les saints fugitifs faisant route pour l'Égypte ; les brigands, pour leurs aventures.

« Trente-trois ans plus tard, le Christ mourait sur le Golgotha, crucifié entre deux voleurs. L'un d'eux, celui de droite, tournant vers le Seigneur son œil qui s'éteignait, le regarda avec

espoir, amour et repentir, et le Christ lui dit :
« Votre foi vous a sauvé. Aujourd'hui, vous se-
« rez avec moi dans le paradis. » Or, ce prédes-
tiné, c'était le bon larron, c'était le frère de lait
du Christ, c'était le petit brigand autrefois allaité
par la Vierge.

« Et ce sont ces paroles du Sauveur qui, com-
mentées par le grand Bossuet, terminent si magnifiquement son sermon des Dernières Paroles,
alors que l'orateur sublime, arrivant aux dernières frontières de son domaine, après avoir
reproduit les paroles du divin mourant : « Au-
« jourd'hui vous serez avec moi dans le pa-
« radis, » s'écrie avec extase : « Aujourd'hui. »
« Quelle promptitude ! « Avec moi. » Quelle com-
« pagnie ! « Dans le paradis. » Quel rendez-
« vous ! » C'est par ces trois élans de génie, par
ces trois grands coups d'aile, que l'aigle de
Meaux part, vole, s'élève au delà des sommets
de ses Oraisons funèbres, et soudain va planer
au-dessus de lui-même. »

Inglorius finissait à peine sa période, que Justin, moins attentif au récit de la légende qu'aux
circonstances extérieures, s'écria en s'arrêtant :

« N'avez-vous pas vu remuer quelque chose
là-bas ? »

Les quatre voyageurs marchaient alors à travers une éclaircie du bois qui, se resserrant peu
à peu devant eux, semblait se terminer en enton-
noir dans le vague horizon.

« .... Remuer quelque chose ? dit Inglorius.
Interroge le jeune Salluste, à qui sa vue péné-
trante assigne de droit le rôle de télescope.

— Je ne vois rien, dit Salluste, sinon des
arbres ébouriffés à l'entrée d'une sorte de détroit.

— C'est bien là, Monsieur, que j'ai vu.... que
je crois avoir vu.... Enfin, soyons sur nos
gardes. »

La petite troupe, silencieuse alors, atteignit
bientôt le point signalé par l'inquiet Justin. Au
moment où Prospero et Inglorius pénétraient
dans ce lieu resserré, une voix soudaine cria
dans le brouillard :

« Halte-là ! »

En même temps, un homme bondit sur la
route ; derrière lui, sept ou huit formes géantes
se dessinèrent comme des ombres.

« Nous y voilà, Monsieur. Donnez-moi votre clef, vite, dit Justin. »

Mais, avant qu'Inglorius pût faire un mouvement, les agresseurs, qui n'étaient autres que l'homme de la cabane suivi de cinq vigoureux compagnons habillés en femmes et voilés de noir, s'étaient emparés de Prospero et tenaient au bout de leurs revolvers Salluste et Justin qui, s'étant jetés de côté, avaient pu gagner, l'un à droite, l'autre à gauche, deux petites hauteurs qui bordaient le sentier. Quant à Inglorius, bondissant en arrière, il avait crié :

« Gare! l'ogre! »

Puis il avait pris la clef réclamée par Justin, et l'opposant comme un pistolet au pistolet de son adversaire, il dit :

« N'avancez pas, ou je fais feu! »

La scène s'était ainsi constituée en quelques secondes et presque sans bruit, tant avaient été grandes, de part et d'autre, la rapidité des manœuvres et l'agilité des combattants.

La ruse d'Inglorius, pour être improvisée, n'en était pas moins heureuse, en ce qu'elle donnait aux attaqués un moment de réflexion. La situa-

tion était pourtant critique ; elle le devint davantage, car l'ogre, malgré la nuit, soupçonnant la
nature de l'arme qui le menaçait, déchargea un
si vigoureux coup de bâton sur la clef d'Inglorius, qu'elle lui échappa. L'agresseur se précipita sur elle et dit avec gravité :

« Il ne s'agit point de cela, nous ne voulons
pas vous faire de mal. Vous avez de l'argent, par-
tageons en amis.

En même temps, il plaçait sur la poitrine
d'Inglorius son pistolet formidablement authentique.

« Ami ogre, dit Inglorius, en me fouillant, je
trouverais bien peut-être quelques sous. Cherchons, et si vous le voulez absolument, nous
partagerons.

— Doucement, dit Justin du haut de son promontoire, d'où il entendait avec inquiétude les
plaisanteries d'Inglorius ; c'est moi qui suis le
caissier. Envoyez-moi cette clef, c'est celle de la
caisse. »

Sans perdre de vue Inglorius, l'ogre jeta la clef
à Justin.

Mais, au grand étonnement des assistants, celui-ci porta rapidement la clef à ses lèvres, et en tira trois sifflements aigus qui allèrent au loin se prolonger dans la double épaisseur du bois et de la nuit.

« Un signal.... un faux signal, dit l'ogre en se reprenant. Allez-vous recommencer vos plaisanteries?... dépêchons, car, je vous le jure, nous ne plaisantons pas.

— Dépêche-toi, Justin, dit l'incorrigible Inglorius; ces dames, pardon, ces demoiselles peut-être? ces demoiselles sont pressées.

— Allons, vite, nous n'allons pas coucher ici, dit l'ogre.

— Tu l'entends, Justin, ces demoiselles ne veulent pas découcher. »

Cependant, Justin, toujours sous le canon des revolvers qui semblaient comprendre que là était l'otage important, se tenait immobile et se disait tout bas à lui-même :

« Hum ! ce n'est pas assez, il me faudrait au moins un coup de pistolet.... en l'air; ce serait plus sûr. »

Une plus longue hésitation pourtant devenait dangereuse, et puis les allures d'Inglorius pouvaient exaspérer l'ennemi; Justin le sentait. Néanmoins, il voulut gagner du temps.

« Messieurs les brigands, dit-il, nous sommes prêts à vous obéir; mais, comme vous n'avez pas encore fait usage de vos armes, ce que nous ne désirons point, du reste, nous pourrions soupçonner qu'elles ne sont point chargées, et pour notre honneur, je vous en demande l'épreuve. Tenez, dit-il à l'ogre, voici mon chapeau, je vais le lancer en l'air, vous le viserez, et si nous entendons siffler la balle, et surtout, si le but est atteint, ce dont je doute, nous serons convaincus, et nous nous résignerons.

— Ça va, dit l'ogre enchanté d'avoir l'occasion de montrer son adresse, et blessé dans son amour-propre par le doute de Justin. Une, deux, trois, jette ton chapeau, » continua-t-il.

Le chapeau lancé, une détonation se fit entendre, et le couvre-chef de Justin retomba.

« Voilà la preuve, dit l'ogre qui, en ramassant le chapeau, passa son doigt dans le trou de la balle.

— Un beau coup, dit Inglorius, il n'y a rien à objecter à cet argument. Qu'en penses-tu, Justin?

— Il faut s'exécuter, » dit celui-ci.

Et il se débarrassa lentement de son sac. Mais au moment où, accroupi, il semblait fouiller avec mélancolie dans les entrailles de la caisse, une des géantes qui faisait le guet, s'écria :

« Voilà des pompiers, ou des dragons; je vois reluire des casques. »

Ce n'étaient dragons, pompiers, ni casques, mais une douzaine de musiciens allemands dont les instruments de cuivre brillaient aux étoiles. Quand l'ogre les aperçut, il voulut fuir.... trop tard; Zeb était devant lui.

En moins d'une minute, les brigands étaient entourés; de chaque instrument sortaient à foison pistolets, dagues et poignards. L'ophicléide était un arsenal, le trombone une soute-aux-poudres. Justin, brandissant son flageolet devenu manche de stylet, triomphait sur son promontoire. Les crêpes qui voilaient les visages des demoiselles étant arrachés, Justin reconnut l'une d'entre elles.

« Ah! ah! dit-il, c'est mon pêcheur, mon vendeur! je comprends.

— Tu comprends tout, dit Inglorius, tu es heureux!

— Oh! heureux, Monsieur, qui vous l'a dit?

— C'est Virgile :

« *Felix qui rerum potuit cognoscere causas.*

« Heureux qui peut savoir l'origine des choses,
« Heureux qui des effets peut connaître les causes. »

Cependant, les brigands terrifiés s'étaient rendus sans résistance; leurs armes allèrent grossir le trésor des harmonistes.

« Il paraît que nous volons les voleurs, dit Prospero délivré.

— La remarque est juste, dit Inglorius, mais ce n'est qu'une confiscation.

— Monsieur, dit Justin, c'est le droit de conquête. D'ailleurs, ne puis-je prélever l'indemnité due à mon chapeau désormais hors de service.

— Tu as raison, Justin, grand Justin, mais que vas tu faire maintenant de ces jeunes personnes?

— Monsieur, dit Justin, nous sommes fatigués; si nous prenions une voiture?

— Laquelle?

— Celle que nos musiciens doivent avoir dans le taillis.

— Monsieur Pellagru, dit le chef de la musique, la voiture y est, mais nos chevaux sont harassés.

— Qu'à cela ne tienne ! amenez la voiture. »

Sur-le-champ une grande charrette, de l'espèce dite tapissière, fut amenée à bras, suivie de deux chevaux allant la tête basse.

« Tes chevaux peuvent-ils marcher ? dit Justin.

— Marcher, oui ; tirer, non.

— Bon ! continua Justin, j'ai une idée.

— Une idée ! veux-tu mon couteau ou ma clef ?

— Ni l'un ni l'autre, Monsieur ; j'organise sans cela ma caravane. Que deux de nos amis, le fifre et le buccin, montent sur les chevaux.... bien.... ils se tiendront à droite et à gauche du convoi. Vous, Messieurs, montez en voiture. Quant à nous, nous allons atteler.

— Atteler quoi ? dit le chef de musique.

— Ces demoiselles, » répondit laconiquement Justin.

Ce fut un grand éclat de rire, mais le dit fut fait : les six brigands, accouplés, furent liés au timon, le pêcheur et l'ogre en limoniers, les autres en volée; et quand tout fut prêt, quand les musiciens se furent hissés dans la tapissière, que les deux cavaliers armés furent établis en écuyers aux deux côtés de l'attelage, Justin, sur le siége, rassemblant les rênes, et le revolver en main, s'écria :

« Attention! voici mon fouet, hue! » Et il arma.

Au bruit de la gâchette, les brigands n'hésitèrent pas; domptés du premier coup, ils s'élancèrent et partirent au trot.

« Pauvre ogre, dit Inglorius, toujours la même destinée! »

[illegible]

[illegible]

[illegible]

CHAPITRE XVII.

L'AMAZONE.

« .... N'en demandez pas davantage, Prospero :
Zeb, les musiciens, la voiture, les chevaux, tout
cela s'est rencontré par hasard, juste à la portée
du coup de sifflet. N'est-ce pas, Justin?

— Comme dit Monsieur.

— Tout est donc expliqué. Du reste, sache,
Justin, que tu étais splendide sur ton siége, et
dans tes triples fonctions de général, de juge et
de cocher. Malgré ce spectacle, je l'avoue, je me
suis endormi, mais en songe, je t'ai revu, aux
Indes, représenté dans le triple symbole de Siva,
Brahma et Vichnou.

Cette conversation avait lieu au lever du soleil. Les quatre voyageurs se trouvaient alors aux portes d'un gros bourg. Derrière eux, dans le lointain, on voyait, au bout de la route, arrêtés en groupe confus, le char, les chevaux et les musiciens établissant à loisir leur campement matinal. Plus loin encore, et déjà dans le brouillard, on entrevoyait, comme de vagues fantômes surpris par les premiers rayons du jour, la bande des brigands fuyant au pas de course du côté de la forêt.

Après quatre heures de tirage et une sévère mercuriale, les vaincus avaient été rendus à la liberté.

« Monsieur, si vous m'en croyez, dit Justin, nous ne séjournerons pas dans ce village. Il fait beau, nous sommes reposés. Qui nous empêche de pousser plus loin?

— Tu as raison, Justin. Après notre clémence de tout à l'heure, ce pays me paraît pour nous peu sûr à habiter, et nos bandits humiliés pourraient bien tenter une revanche.

— Oh! de ce côté-là, Monsieur, soyez sans crainte; la leçon a été bonne. Néanmoins, si vous m'en croyez....

— Nous t'en croyons, Justin. Je sollicite seulement le temps de déjeuner pour ces jeunes estomacs nommés Prospero et Salluste. Justement, voici une enseigne : *Au dieu Bacchus*. Entrons. »

Un repas improvisé de si bonne heure ne pouvait être que bizarrement composé. L'hospitalité du *dieu Bacchus* fut pourtant substantielle, mais l'infatigable Justin n'en prit qu'une part sommaire, fort pressé qu'il semblait être d'organiser ses moyens de transport. Il mit les morceaux en double, et disparut avant la fin du déjeuner commun.

On en était au dernier coup de dent quand un grand bruit de cuivre, tambourins et ferraille, se fit entendre devant la porte du *Dieu Bacchus*.

— Qu'est cela, dit Salluste? On dirait d'une grosse caisse se querellant avec ses cymbales.

— C'est sans doute, dit Inglorius, une aimable attention de nos Allemands qui viennent nous donner une aubade. »

Et tous trois coururent à la porte; Justin l'ouvrait au même instant.

On put voir alors la cause de tout le vacarme.

Devant l'auberge, s'étalait en pleine rue, comme une évocation fantastique, une vieille et immense carriole rugueuse, sonore, hérissée et fermée de huit grands rideaux de cuir grinçant à la tringle. Elle s'échafaudait sur quatre roues vermoulues qui, en roulant sous la caisse, accompagnaient dignement de leurs cris sauvages le retentissement des chaînes de fer que deux rosses apocalyptiques secouaient à leurs flancs.

L'intérieur de ce véhicule était doublé en vieux velours d'Utrecht jaune, et un grand banc de même étoffe s'étendait en forme de double T dans toute la longueur du carrosse.

« Un coche ! un coche ! s'écria Inglorius. Dans quel musée as-tu trouvé cet antique ?

— Monsieur, dit Justin, c'est l'unique voiture de la localité.

— C'est une merveille ! Messieurs, montez avec respect, et asseyez-vous avec vénération. »

On s'intalla dos à dos comme l'exigeait la disposition du meuble intérieur, et le cocher, qui semblait porter sur son front la date monumentale de sa voiture, ayant agité son fouet comme un

chef d'orchestre son bâton de mesure, le chari-
vari recommença. L'on partait.

L'activité de la conversation ne fut point en-
travée par l'intensité du bruit qui enveloppait les
habitants de la carriole. Inglorius, semblable aux
oiseaux chanteurs en cage pour qui les rumeurs
et le mouvement ne sont que des stimulants au
gazouillage, redoublait d'ardeur et de voix.

« Comment trouvez-vous le paysage? » dit-il à
Salluste.

Or, par la réciprocité de leur position, Salluste
et Justin, adossés qu'ils étaient à Inglorius et à
Prospero, ne pouvaient apercevoir que la rive
droite de la route, de même que ceux-ci étaient
condamnés à n'admirer que la rive gauche.

« Le paysage? dit Salluste, il a besoin de légendes. Mais ce coche doit en être rembourré.

— Ce coche, Messieurs, dit Inglorius, me représente le xviii⁰ siècle. Il me parle de Voltaire;
il me rappelle entre autres un fait relatif à ce
philosophe.

— Bon! je vois la légende à l'horizon, interrompit Prospero.

— Une légende à propos de Voltaire, Prospero, y pensez-vous ? Une anecdote, à la bonne heure !

— Anecdote ou légende, je gage que vous allez nous la conter. Seulement, parlez fort.

— Vous aurez votre anecdote, Messieurs, dussé-je y laisser mes poumons. Oui, Messieurs, il y a cent ans, le coche était le seul moyen de locomotion que le siècle des lumières eût encore inventé pour le service public. Le coche desservait les environs de toutes les grandes villes.

« Un jour donc que Voltaire et son ami X... s'étaient embarqués dans une de ces machines, dans celle-ci peut-être, et que le départ tardait, ou que, bien qu'il y eût une heure réglementaire, le conducteur ayant encore une place vide, attendait sous maint prétexte son voyageur complémentaire, un jeune abbé vint à paraître au loin.

« L'appeler, le happer, le hisser, le placer ne fut qu'une seconde. Jamais abbé ne fut mieux accueilli de l'impatient Voltaire. Mais une fois en route, toutes les rancunes du philosophe lui revenant avec sa bonne humeur, il se hâta d'attaquer le jeune abbé, jouissant d'avance du plaisir

qu'il allait avoir, comme un lion en cage, à dévorer sa victime sous les yeux d'une assistance
de bourgeois parisiens, sorte de gens, comme on
sait, fort amateurs de gouailleries.

« Les coups de dents contre les saints, le
clergé, et les capucins et les moines de toutes
couleurs, commencèrent. Un morceau n'attendait
pas l'autre; ce fut une curée. « A quoi bon tous
« ces fainéants? ils prient et se macèrent, dit-on,
« mais que font à l'humanité tant d'oraisons et
« de patenôtres, tant d'austérités? Et pourquoi
« ces robes sombres, ces soutanes noires qui
« attristent l'œil, et que cachent-elles? » Ainsi
longtemps; l'abbé ne disait mot, il avait l'air de
ne rien entendre. Exaspéré par ce silence, Voltaire allait redoublant ses attaques, parlant, prê-
chant et ricanant, et gesticulant si bien que, d'un
grand coup de coude, il enfonça la vitre incrustée
dans le cuir d'un rideau; tenez, comme celle-ci;
ce fut une autre victime, mais inattendue celle-
là, et qui sut se venger. Il faisait froid; l'air profitant de l'ouverture pour entrer, juste sur le cou
du philosophe échauffé se dirigea le vent-coulis.
L'abbé enfin semble se réveiller, il comprend le

danger de la position que s'est faite son adversaire ; il offre timidement un échange et prend la place menacée en cédant la sienne bien chaude et bien abritée.

« Quoi qu'on ait dit, Arouet n'était point étranger aux devoirs de l'urbanité. Aussi dès lors, quittant sa première thèse, par délicatesse et gratitude, il abandonne les saints, les abbés et les moines, et vantant la philosophie, il se contente d'attaquer la religion, la Providence, et Dieu. Il dit qu'on allait voir du nouveau, que le passé allait rentrer sous terre, que l'heure était venue, que si Dieu avait fait l'homme à son image, triste portrait faisant peu d'honneur et à l'auteur et au modèle, l'homme le lui avait bien rendu, etc. L'abbé toujours muet.

« Sur ces entrefaites, on arrive ; l'abbé descend. Voltaire se hâte ; le pied de celui-ci s'accroche dans le vieux marche-pied ; le philosophe butte, il chancelle, il va tomber ; l'abbé le retient, le sauve de la chute en lui tendant la main.

« Monsieur, dit Voltaire ému en serrant cette « main, votre nom, s'il vous plaît ? »

« Le jeune abbé, toujours silencieux, prend un crayon, écrit quelques mots sur un bout de papier qu'il remet au philosophe, salue et disparaît.

« Quand ce dernier fut seul avec son ami X...

« Que pensez-vous de ce petit collet? dit X...

« — Je pense qu'il est probablement sourd et « muet.

« — Sourd? je ne le crois pas, mais muet, je « le nie. Mon cher, ce petit abbé vous a roulé.

« — Roulé? moi? comment l'entendez-vous?

« — Voilà, vous ne l'avez pas remarqué, mais « moi je n'ai rien perdu de ses gestes et de sa « conduite. Qu'a-t-il fait quand vous avez atta- « qué le clergé et les moines?

« — Rien, ce me semble.

« — Il a pris un air recueilli.

« — L'air caffard, dit Voltaire. Bon! allez!

« — Vous donnant à entendre par là qu'il vous « reconnaissait et qu'il se résignait. Et quand « vous avez raillé les prières et les macérations; « vous ne l'avez pas vu, il a pris....

« — Quoi?

« — Son chapelet, indiquant ainsi que la prière
« engendrait la patience.

« — Oh ! vous croyez ?

« — Et quand, en gesticulant, vous avez cassé
« la vitre.

« — Il ne l'a pas payée, dit Voltaire.

« — Non, mais il a pris votre place, et il doit
« s'en aller maintenant avec le rhume qui vous
« était destiné.

« — Je n'ai pas été ingrat, vous avez dû re-
« marquer qu'à partir de ce moment j'ai changé
« de tactique, et n'ai plus escarmouché contre la
« sainte milice.

« — Oui, mais pour frapper sur le chef. Et
« qu'a fait notre abbé quand vous avez dit que
« l'homme était trop peu de chose pour que Dieu
« s'occupât de lui ?

« — Il a fait le sourd ?

« — Non, il a éternué.

« — Oui, à cause de la vitre.

« — Peut-être, et puis pour vous faire dire....
« ce que vous avez dit.

« — Quoi donc ?

« — Dieu vous bénisse, monsieur l'abbé.

« — L'ai-je dit?

« — Fort poliment, ma foi. Et lorsque vous
« avez déclaré que l'heure était venue où l'on
« changerait tout, avez-vous vu son geste?

« — M'aurait-il fait le poing?

« — Non, il a tiré sa montre, et a paru dire en
« souriant que sa montre allait bien, et ne mar-
« quait pas l'heure que vous disiez.

« — Le perfide! vous auriez dû me prévenir.

« — Puis, quand vous avez célébré la science
« et la philosophie, qu'a-t-il fait?

« — Il a fait le muet.

« — Il a tiré sa tabatière et reniflé une prise,
« semblant chanter tout bas et ironiquement....

« — J'ai du bon tabac?... Allons! vous vous
« êtes trompé.

« — Hormis vous, tout le monde du coche l'a
« remarqué; et enfin, quand vous êtes descendu,
« et que maladroitement vous avez failli tomber,
« ne vous a-t-il pas retenu?

« — Il a rendu le bien pour le mal, n'est-ce
« pas? dit Voltaire.

« — Puis, dit l'ami X..., il vous a serré la
« main.

« — Bon ! le pardon des injures en action, s'é-
« cria Voltaire. D'après vous, avec sa mimique,
« ce petit abbé-là serait un serpent ; il m'aurait
« pris pour dupe. Si c'est vrai, il m'a bien trompé.

« — Et roulé, mon cher ami.

« — Diable ! je voudrais pourtant savoir....

« — Quoi ?

« — Son nom.

« — Son nom ! vous l'avez, là, dans votre
« poche.

« — Tiens ! c'est vrai, je l'avais oublié. »

« Voltaire chercha le petit billet, le trouva, le
déplia et lut : « *L'abbé de l'Épée.* »

. . . .

« N'est-ce point, dit alors Prospero, l'abbé de
l'Épée qui a inventé le langage des sourds-
muets ?

— Justement, jeune homme, et comme vous
le voyez, il préludait à sa découverte.

— Et il y préludait ingénieusement, dit Salluste ; mais, quant à moi, je ne puis approuver
cette manière indirecte de répondre à des agres-
sions violentes.

— Que vouliez-vous qu'il fît ? dit Inglorius.

Devait-il combattre à lutte ouverte, tomber dans le piége qu'on lui tendait, s'exposer à une grêle d'épigrammes et de railleries.

— Certainement, dit Salluste, car sans son ami X..., Voltaire, n'ayant rien compris à ce système de défense qui lui échappait, se serait cru vainqueur.

— Qu'importe? le public était là.

— Oh! le public, s'il était disposé et emménagé comme nous le sommes ici, il devait plus entendre que voir.

— Le public a de bons yeux. Au reste, la question peut être envisagée sous deux faces, et pour moi, l'abbé a eu raison, jeune Salluste.

— Ce n'est pas mon opinion.

— Les opinions sont libres.... Eh! dites-moi, cher ami, que voyez-vous en ce moment-ci?

— Un fort beau paysage, dit Salluste : devant moi, une chaîne de sommets onduleux formant de fort belles lignes; nous en sommes séparés par une rivière qui doit être notre vieux fleuve, le bourreau de *l'Argo*. Plus loin, en avant, la ligne montagneuse est brisée par une nouvelle chaîne transversale, toute couverte d'une vapeur sous laquelle on aperçoit à mi-coteau, comme à travers une gaze d'argent, une espèce de vieux château avec une grosse tour noire, et de légères tourelles déchiquetées de clochetons à jour; plus bas, s'étend un parc tombant jusqu'à la rivière où se joue le soleil.

— Votre description m'enchante, ami Salluste, vous êtes du bon côté du coche, et je vous envie; quant à moi, je ne vois rien de tout cela et je ne puis admirer qu'une grande prairie bordée d'arbres et coupée de haies, n'est-ce pas, Prospero? Et Justin, que voit-il?

— Mais les mêmes aspects que M. Salluste, dit Justin; ayant même position, j'ai même paysage; car tout dépend du point de vue.

— C'est donc comme pour la conduite de l'abbé, » dit Inglorius.

Au même instant, on entendit retentir le galop d'un cheval, et tout à coup passa, le long du coche, en le croisant à contre-bord, voile relevé, plume rouge au vent, baguette en main, carquois au dos, robe flottante, une jeune et belle amazone. Ce ne fut qu'un éclair, mais Inglorius et Prospero qui, cette fois, étaient du bon côté,

purent la voir au passage dans tout l'épanouissement de sa beauté, et dans tout l'éclat de son
corsage bleu et or.

« Bon! nous voilà vengés! dit Prospero.
C'est au moins une déesse. Avez-vous vu son
carquois?

— Avez-vous vu sa baguette? dit Inglorius;
c'est une fée; je vous avais annoncé l'approche
du pays. »

Mais voilà qu'au moment où, à la double excla-
mation de la rive droite, Justin et Salluste tour-
naient rapidement la tête, une seconde amazone,
plus modeste par son costume, mais non moins
triomphante dans son allure, traversa le tableau
décrit par Inglorius.

« Double apparition! dit celui-ci. La féerie
continue.

— C'est probablement la fée-groom, » dit
Prospero.

Et chacun de se pencher pour apercevoir encore au loin la cavalcade qu'estompaient déjà
doucement et la poussière et le brouillard.

« Oh! dit Salluste qui n'avait rien vu, êtes-
vous bien sûrs de la baguette et du carquois?

— Moi, je garantis le carquois, dit Prospero.

— Moi, j'affirme la baguette, » ajouta Inglorius.

De là, discussion; elle était chaude quand on arriva au bas d'une montée fort raide et malaisée; devant elle les chevaux semblèrent demander grâce, ils s'arrêtèrent d'eux-mêmes, et le vieux cocher abandonna son siége.

« Messieurs, dit Justin qui, depuis un instant, était fort agité, si nous montions la côte à pied? »

Et passant de la proposition à l'exemple, il ouvrit la portière et sauta sur la route. Le conseil parut bon; tous le suivirent. Quant aux chevaux, qui paraissaient n'attendre que cette formalité, ils repartirent lentement.

Le groupe alors se divisa et vint s'échelonner comme une armée en marche; Inglorius, Prospero et Salluste prirent les devants, laissant derrière eux le coche qui, lui-même, quoique allant le pas d'une tortue goutteuse, dépassa de beaucoup l'arrière-garde Justin; si bien que ce traînard n'était encore qu'au bas de la côte, quand déjà la voiture en atteignait le milieu, et les éclaireurs le sommet.

Ici la montée rejoignait une grand'route bordée de grands pieux espacés et reliés entre eux par ce léger réseau de fils de fer étagés qui constituent l'appareil des communications électriques. L'avant-garde, fatiguée, s'assit au pied d'un des grands poteaux du télégraphe, et attendit le corps d'armée en contemplant le paysage qu'un vent frais semblait animer.

« Qui vous occupe? dit tout à coup Inglorius remarquant que Prospero, l'oreille collée à la paroi d'un support, semblait écouter attentivement.

— Chut! dit celui-ci, n'entendez-vous pas cette musique?

— Quelle musique? celle du coche ou des Allemands?

— Non pas, dit Prospero, mais une véritable harmonie; on dirait d'une harpe éolienne.

— Ah! je devine, dit Inglorius, c'est le concert du télégraphe; les accords sont-ils justes?

— Parfaits.

— Alors c'est une bonne nouvelle qui passe.

— Croyez-vous donc, Monsieur, dit Salluste, que les notes et les accords se modifient selon les dépêches?

— N'en doutez pas, jeune sceptique, dit Inglorius. Chaque pensée humaine est comme une âme qui, à son passage dans ces fils tendus, leur communique des vibrations particulières, expressives et variées, selon sa nature et ses nuances.

— A la bonne heure! dit Salluste en riant, voilà une théorie nouvelle qui va bien étonner Thornston, quand je lui en ferai part. »

Pendant que les éclaireurs devisaient ainsi, ils ne se doutaient pas de ce qu'au bas de la côte, faisait le traînard Justin.

Celui-ci, comme il l'espérait bien, avait vu revenir les deux amazones; il laissa passer la première qu'il salua respectueusement, mais il s'approcha de la seconde, et, avec un geste mystérieux, il lui tendit une lettre qu'elle happa en disant d'une petite voix espiègle :

« C'est bon, c'est bon, je sais ce que c'est. »

Et elle empocha la missive.

« Alors, comment ferons-nous? dit Justin.

« — Comment ferons-nous?... Vous n'avez donc ni plan, ni idée?

— Ni plan? ni idée?... moi! si l'on peut dire.... Seulement, je comptais sur vous pour....

— Pourquoi faire?

— Mais pour.... vous savez bien.... vous devez bien....

— Eh! vous voilà bien embarrassé, n'est-ce pas?

— Oh! embarrassé, il faudrait un moyen simple, naturel.... un accident.... naturel.

— Un moyen simple et naturel de roman, n'est-ce pas? une voiture versée.... mais votre guimbarde est inversable.

— J'ai remarqué les roues.... on peut enlever une clavette.

— Joli! fit-elle.... invention de palefrenier.

— Enfin, comment faire?

— Et les roues sont-elles solides?

— Je ne crois pas, cependant....

— C'est bon.... filez, et laissez-moi conduire la chose. »

Là-dessus, le groom-amazone regagna vivement sa maîtresse.

Toutes deux arrivèrent au sommet de la côte en même temps que le coche. Les causeurs du télégraphe levaient alors la séance; enchantés de la nouvelle rencontre, ils saluèrent la fée au carquois, et remarquaient entre eux, en se poussant du coude, que la baguette supposée était tout simplement une cravache, et le carquois une lunette d'approche, quand un grand coup sonore comme un bruit de timbale partit des flancs de la voiture.

On accourut; c'était le cheval de la soubrette qui, en passant le long du véhicule monstrueux, avait dirigé une ruade si vigoureuse et si bien ajustée, que deux rayons d'une roue de derrière pendaient fracassés, entraînant dans leur ruine les débris de leur jante vermoulue.

« Ah! mon Dieu! s'écrièrent à la fois, de près, le conducteur éploré, et de loin, Justin essouflé.... quel malheur! pas moyen d'aller plus loin.

— Bah! dit Inglorius, nous irons à pied.

— Messieurs, dit l'amazone en se penchant gracieusement sur sa selle, voilà qui va déranger votre voyage; je dois une compensation au fâcheux accident causé par mon écuyère. Si une hospitalité de hasard ne vous fait pas peur, acceptez-la. Dans dix minutes, vous pouvez être rendus à cette tour noire que vous voyez ici, sur la gauche; c'est là que je demeure, et je vais vous y attendre. Viens, Flambette, allons préparer un bon accueil à ces messieurs. »

Cela dit, l'amazone et la soubrette repartirent au grand trot.

« Et moi, dit le vieux cocher, qui me raccommodera ma roue?

— Tiens, dit Justin radieux en lui donnant une poignée de main bien garnie, voici pour payer le charron. »

—◇◇◇—

[...] tête de busard ne vous fait pas peur, de-
mandez-la. Dans dix minutes, vous pourrez être
[...] petit jour, que vous êtes ici, sur
[...] je vous dénonce, et je vais
— Flambette, allons pré- [...]

[...]

[...] bien garnie, vous pour- [...]
[...] indiqua, en lui donnant
[...] docteur, qui me raccom- [...]

CHAPITRE XVIII.

LE CHATEAU DE LA TOUR NOIRE.

Elle avait bien calculé, l'amazone. Après avoir suivi le cours de la rivière pendant dix minutes environ, les voyageurs démontés se trouvèrent devant la grille d'un parc, grille qui, renforcée de madriers massifs, formait un rempart combiné et de fer et de bois. Un fil de fer pendait dans un angle; était-ce une sonnette? Justin en fit l'épreuve, et le son d'un gros grelot, répondant à l'appel de sa main, réveilla un double aboiement dans l'intérieur.

Au bruit, une sorte de judas pratiqué dans l'épaisseur de la porte s'ouvrit, laissant voir, à travers les mailles d'un grillage serré, une gueule de dogue humain qui, aux aboiements furieux des chiens, ajouta celui-ci :

« Qui demandez-vous?

— Nous sommes des voyageurs invités par la maîtresse de ce château à nous présenter chez elle, dit Justin.

— Je n'ai pas d'ordre, reprit l'aboyeur.

— Mais....

— Je n'ai pas d'ordre. »

Et le guichet se referma brusquement.

« L'accueil est laconique. Rien à faire, dit Inglorius. Continuons notre route.

— Oh! Monsieur, dit vivement Justin, tout n'est pas dit. Faisons le tour du mur, peut-être trouverons-nous une issue. Du reste, défionsnous; le cas est grave.

— Fais à ta tête, Justin. Tu veux braver le Cerbère. A ton aise! Messieurs, continua Inglorius, j'ai dit Cerbère, et je maintiens littéralement le nom. Avez-vous remarqué que la tête du portier aboyait en parlant.

— C'étaient les chiens de garde, ses collègues.

— Non point, Prospero; je suis convaincu que

les aboiements qui se mêlaient à la voix provenaient bien de deux autres gueules et de deux autres têtes, mais je suis persuadé que tout, têtes, gueules et aboiements appartenaient au même personnage, tant il y avait accord entre les trois voix entendues et le visage aperçu. Sans le grillage, nous aurions pu constater l'existence du monstre, et voir, en ce monde, le triple muffle du chien infernal. »

Inglorius exprimait ainsi ses soupçons, tout en longeant le mur, quand, par hasard, il choqua dans l'herbe un objet métallique qui résonna sous son pied.

« Garde à vous! dit-il. Traquenard, chausse-trappe, cheval de frise, piége à loup, casse-cous variés; il y a de tout ici. Garde à vous! »

Salluste se baissa et recueillit l'obstacle.

« C'est une clef, une vieille clef toute rouillée, dit-il.

— Êtes-vous bien sûr que ce soit une clef? Êtes-vous bien sûr que ce soit de la rouille? Salluste, mon ami, songez que nous sommes dans le pays des enchantements. Cette rouille est probablement du sang; cette clef doit être fée. Oui, voyez : brillante d'un côté, rouge de l'autre. Messieurs, jugeons sainement les choses. Cette clef, sans nul doute, est celle du cabinet de la Barbe-Bleue dont voici certainement le domaine.

— Il ne faut pas rire, dit Justin ; le cas est grave. Gardons la clef. » Et il s'en saisit.

Pendant ce dialogue, les causeurs avaient tourné l'angle de l'enclos, et, remontant la colline, ils aperçurent, engagé dans la muraille de clôture, un pavillon de deux étages à croisées closes et à volets fermés.

Au moment où ils approchaient du pavillon, la fenêtre du premier étage entr'ouvrit doucement ses volets, et une échelle en descendit.

« Bon ! dit Inglorius, voilà l'issue qui se dessine.

— Ce pavillon serait-il machiné ? dit Prospero.

— Naturellement, dit Inglorius.

— Messieurs, laissez-moi monter le premier, dit Justin avec résolution.

— Monte, mais dépêche-toi ; le cas est grave. »

L'ascension s'accomplit, sinon sans émotion, du moins sans encombre.

« Personne, dit Justin en franchissant la fenêtre. Venez, Messieurs.

— Avec escalade, mais sans effraction, » dit
Inglorius.

Bientôt, toute la bande se trouva dans un petit
salon d'été garni d'un simple mobilier de bois
blanc.

« Voilà le théâtre, dit Inglorius. Voyons les
coulisses. »

En ouvrant la porte, on découvrit un escalier
en forme de vis qui, déroulant sa double spi-
rale, établissait la communication entre les divers
étages du pavillon. On monta. Une seconde pièce,
disposée comme la première, mais meublée diffé-
remment, s'offrit aux aventuriers. Elle était percée de quatre fenêtres regardant les points cardi-
naux. Divers instruments d'étude s'étalaient le
long des murs, ou garnissaient les étagères. C'é-
taient des plans, des cartes, des globes, des
sphères, des cadrans ; la croisée donnant sur la
campagne était entr'ouverte et garnie d'un télescope qui, braqué sur son pied comme un canon
sur son affût, semblait ici inviter la curiosité.

« C'est sans doute l'observatoire de la sœur

Anne, dit Salluste en approchant son œil de l'instrument.

« — Oh! Messieurs, cria-t-il, c'est singulier! je la vois!

— Qui? la Barbe-Bleue?

— Non. La voiture, notre coche, et même notre cocher.

— Que fait-il?

— Il raccommode sa roue avec une corde, et fait son dernier nœud. »

Chacun s'empressa de venir à son tour suivre de loin les manœuvres du conducteur, et l'on se disputa même un peu le champ d'observation, jusqu'à ce que Prospero eût indiqué la fin de la scène observée, par ces mots qui en résumaient les derniers détails :

« Le vieux monte sur son siége; il part, il tourne, il disparaît.

— Il faut voir le rez-de-chaussée, » dit alors Justin.

La proposition adoptée, tous descendirent l'escalier jusqu'à la dernière marche, et se trouvèrent dans la chambre la plus basse; celle-ci était close et fort obscure.

« Attention! dit Inglorius, c'est peut-être le cabinet fatal. Donnons du jour. »

Mais les efforts des aventuriers furent vains. Fenêtre et porte, tout était bien fermé; tout résista.

« Ne touchons à rien, dit Justin, et remontons.

— Défions-nous; le cas est grave! » ajoutèrent les jeunes gens.

Et l'on regagna l'étage supérieur. Là, le premier qui entra ne put retenir un cri bientôt répété par toute la bande. C'étaient des cris d'admiration bien justifiée par le spectacle qui l'inspirait.

Une table élégamment et copieusement garnie de mets substantiels et appétissants s'étalait au milieu de la salle; rien n'y manquait : volailles dorées, pâtés pudiquement entr'ouverts, jambons à tranches de feu, pyramides de fruits, bouteilles cachetées avec tire-bouchons en forme de minarets. Quatre petits pains flanquaient quatre couverts convenablement assortis de leur argenterie, et devant eux, quatre chaises disposées semblaient dire : asseyez-vous, Messieurs, et bon appétit!

17.

« Allons ! la Barbe-Bleue fait bien les choses, dit Inglorius.

— Messieurs, dit Prospero qui s'était rapproché de la fenêtre, l'échelle a disparu !

— Elle est avantageusement remplacée, » répartit Inglorius.

Et l'on se mit à table.

Les hôtes du pavillon étaient las et affamés. Ce fut d'abord comme une lutte en faveur de l'estomac ; celui-ci satisfait, le sommeil eut son tour ; on céda à ses réclamations. Des nattes couvraient çà et là le plancher, elles furent converties en matelas ; chacun, dans quelque coin, organisa son lit de camp et s'y étendit.

Une demi-heure après, le champ de bataille était jonché ; tous dormaient, hormis Justin, infatigable sentinelle. Il s'était blotti près de l'entrée, et veillait, attendant une occasion favorable pour pousser une reconnaissance personnelle. Bientôt il se leva silencieusement, ouvrit la porte avec précaution, et regagna sans bruit l'observatoire ; là, il appliqua l'œil à la lunette et se fixa dans l'attitude d'un astronome en exercice. Longue fut la faction ; mais, patience ou curiosité, l'attente de Justin fut, à ce qu'il paraît, récompensée, car il finit par se relever en murmurant :

« Enfin, les voilà !

— Les voilà !... qui ? » dit une voix derrière lui.

Justin tressaillit, pivota vivement sur lui-même, et se trouva en présence du sourire de mademoiselle Flambette.

« Ah ! c'est vous, Mademoiselle.

— Que regardiez-vous donc là ?

— Moi ? rien.... le paysage.... Eh bien ! quand nous présentez-vous ? Avez-vous prévenu ?...

— Patience. N'êtes-vous pas déjà introduits ? Que font vos trois messieurs ?... Ils sont gentils, savez-vous ?

— Ils dorment.

— Bon ! c'est le moment de desservir.... Venez m'aider. »

Mademoiselle Flambette, légère comme une hirondelle, entraînait en même temps Justin dans la salle à manger devenue dortoir, faisait, aidée de son acolyte, disparaître en un clin d'œil les débris du festin, et, tout remis en ordre, le guidait au rez-de-chaussée, dont elle ouvrit la porte.

Tous deux se trouvèrent alors dans le parc. A travers le feuillage des grands arbres apparaissaient le château et surtout la tour noire, qui dessinait sa robuste silhouette sur le rayonnement du soleil déjà incliné.

« Ah! vous aviez la clef, dit Justin; j'allais en essayer une autre.

— Laquelle?

— Celle-ci, dit Justin, en montrant la clef trouvée dans l'herbe.

— C'est la clef de la tour! dit Flambette avec un cri de joie. Comment vous l'êtes-vous procurée?... Vous êtes donc le diable?... Cette clef qu'on a tant cherchée.... et Monsieur qui a été obligé d'en faire faire une autre. Il était furieux. Ah! Mademoiselle va être bien contente.... donnez, donnez vite.... nous ne la perdrons pas, nous!

— La voici.... mais à la condition que vous allez me ménager les moyens d'entrer et de sortir sans.... déranger personne.... Vos abords ne sont pas faciles.

—Qu'à cela ne tienne, dit Flambette. D'abord, nous avons l'échelle, et puis.... on sait son métier. Monsieur croit nous tenir prisonnières ici avec ses grilles et ses chiens, mais.... »

Tout en murmurant une période ironique, Flambette mena Justin vers un point de la muraille encombré de broussailles qu'elle enleva d'une brassée, et laissa voir une assez large ouverture.

« Tenez, dit-elle, quand vous voudrez sortir ou rentrer à l'aveuglette, voici la chatière.... Seulement.... »

Elle mit un doigt sur ses lèvres.

Justin répondit par un signe qui valait un serment, puis il passa par l'ouverture et gagna les champs. Quant à Flambette, elle referma la porte de broussailles, et se perdit dans le parc.

Cependant, on dormait si bien dans le pavillon, que pas un cil des jeunes gens n'avait remué, lorsque, au soleil couchant, le mystérieux Justin rentra dans le dortoir. Il rétablit sa natte auprès de la porte, se coucha, et s'endormit sérieusement cette fois.

La nuit venue, un léger toc-toc se fit entendre autour de la serrure. Inglorius se réveilla.

« Entrez! » dit-il.

En s'ouvrant, la porte heurta rudement Justin qui se leva d'un bond. Mademoiselle Flambette parut, une bougie à la main.

« Messieurs, dit-elle, on vous attend.

— On nous attend! dit Salluste en se frottant les yeux. Qui donc? où sommes-nous?

— Qui? Parbleu! le dîner, dit Prospero; il doit être servi.... Tiens! non, plus rien.

— Messieurs, dit Inglorius, hâtons-nous de descendre, ou la Barbe-Bleue va monter. »

L'on rit et l'on suivit Flambette.

L'escalier et le rez-de-chaussée franchis, le parc traversé, la terrasse puis le château apparurent, et derrière eux, la tour noire, plus noire que jamais. Flambette fit entrer les voyageurs dans un grand vestibule voûté, souleva la portière d'un vaste salon, y introduisit les visiteurs, et disparut.

Là, auprès d'une table ronde, se tenait assise une jeune femme en robe blanche. Comme elle était enveloppée tout entière dans la lumière rosée d'une lampe à abat-jour placée sur la table, et qu'elle seule était éclairée au milieu d'une grande ombre, elle paraissait nager dans une atmosphère idéale; c'était la fée du matin.

Elle se leva vivement au bruit des pas qui s'approchaient, salua, considéra les trois jeunes gens un peu étonnés, puis, avec un sourire :

« Soyez les bienvenus, Messieurs.... Bonjour, monsieur Inglorius, » dit-elle en tendant la main à ce dernier.

Il y avait quelque chose de si singulier dans l'aimable brusquerie de cet accueil, qu'Inglorius, pour la première fois de sa vie, ne trouvant point de paroles, eut recours aux actes; il s'inclina sur cette main et y appuya ses lèvres.

« Allons, voilà la connaissance faite, ou plutôt renouvelée. Asseyez-vous, Messieurs, continua la fée. J'ai bien tardé à vous recevoir, et j'aurais des excuses à vous faire, mais vous êtes trop galants pour les exiger. Et puis, j'invoquerai, pour me faire pardonner, auprès de M. Prospero, le souvenir de mademoiselle Palombe; auprès de M. Salluste, celui de mademoiselle Sabine.

— Et auprès de moi, dit Inglorius, qui retrouvait enfin la parole, quel souvenir invoquerez-vous, Madame? »

Elle ne répondit point tout de suite, le regarda

un instant, puis, baissant les yeux et rougissant
un peu, elle dit avec une voix légèrement troublée :

« Pour vous, monsieur Inglorius, j'interrogerai
Justin. Maintenant, contez-moi votre voyage en
attendant le dîner. »

Le cadre de la conversation était ainsi établi.
Inglorius se laissa aller à sa nature, se sentant,
sinon dans le milieu féerique et fantastique qu'il
s'amusait à rêver, du moins dans l'étrange et
dans l'inconnu; il prit du champ, lâcha la bride
à son imagination, et lui donna carrière. Leur
pérégrination, déjà si accidentée, devint dans sa
bouche une véritable épopée. Il raconta, appré-
cia, décrivit, amplifia, sollicitant parfois le témoi-
gnage de Salluste et de Prospero pour leur donner l'occasion de mêler leurs récits aux siens.
Hormis du fichu cerise et de la petite Clochette,
il parla de tout. Il allait entamer l'épisode de la
clef trouvée, et avait prononcé déjà le nom de
Barbe-Bleue, aux grands éclats de rire de la
jeune fée, quand une toux, creuse et grinçante
comme le cri d'une serrure mal graissée, se fit
entendre derrière lui dans les ténèbres. Il se leva

brusquement, et, en se retournant, se trouva en présence d'une face étrange et masquée d'une paire de grosses lunettes.... bleues.

C'était un petit fantôme, spectre, ombre ou lémure, arrivé là, on ne sait comment. Une ample redingote l'enveloppait et retombait en plis indécis jusque sur les pieds qu'elle absorbait. Cette sorte de houppelande, d'un noir cendré, dont les manches se terminaient par des gants noirs et ridés, était si flasque, si ondoyante, si flottante et si vide, qu'elle semblait inhabitée. Du collet relevé en cravate ressortait la tête du fantoche; celle-ci, toute hérissée de barbe, moustaches, favoris et cheveux couleur de cendre, compliquée en outre d'une paire de lunettes bleues et d'un nez rouge et verni, était coiffée d'un grand abat-jour verdâtre, sorte de visière tombant d'un casque de soie noire. L'ensemble formait un masque terrifiant.

Inglorius, pendant un instant, contempla curieusement cette larve, et, comme un amateur devant une statue de Donatello, il s'inclina avec cet air qui semble dire : « Parfaitement réussi! »

— « Mon ami, dit la fée, ce sont les jeunes

voyageurs dont je vous ai parlé ; ces messieurs veulent bien être nos hôtes.... pendant quelque temps, j'espère.

Ces derniers mots voulaient-ils dire : « J'ai besoin de votre protection et je vous la demande ? » Il était difficile de le savoir ; mais en présence de ces deux êtres qui semblaient représenter les premiers éléments d'un drame légendaire et fantasmatique, Inglorius ne les interpréta pas autrement, et il s'inclina de nouveau avec un geste d'acquiescement chevaleresque.

Le spectre alors parla ; il dit d'une voix filandreuse et comme étouffée sous un voile humide :

« Ah ! ah ! ce sont ces trois ou quatre messieurs de ce matin, ces voyageurs qui passaient.... il faut les recevoir.... avec plaisir. »

Le silence qui suivit ces paroles allait devenir embarrassant, quand un domestique, soulevant la portière, annonça le dîner.

La petite fée saisit le bras d'Inglorius, et, suivie de Prospero et de Salluste, gagna une grande salle à manger sonore et voûtée. Là, était dressée une table fort bien servie, autour de laquelle la maîtresse du logis distribua ses hôtes, pendant que le fantôme aux lunettes bleues, venu le dernier, se plaçait en face d'elle.

Le repas menaçait de devenir lugubre avec un pareil convive; mais, grâce à la fée blanche qui voulait évidemment combattre l'influence de son vis-à-vis à force de vivacité et d'enjouement, grâce à Inglorius chez qui la verve était naturellement excitée par l'étrangeté des situations, les premières minutes étaient à peine écoulées que déjà la causerie avait reconquis tout son entrain et son brio. Le seul personnage gris-cendre ne s'y mêlait pas; il mangeait silencieusement.

Inglorius, tout en parlant, suivait avec attention tous les gestes, mouvements et attitudes du gnome; il cherchait en lui-même à deviner cette énigme vivante qui, placée devant lui, semblait le produit d'une évocation magique.

Malgré lui, ses discours s'imprégnaient des idées qui le préoccupaient; il parlait de représentations féeriques, des sorcières de Macbeth, du sabbat de Faust, de la statue du Commandeur.

« Vous aimez donc beaucoup le spectacle, Monsieur? lui dit sa voisine.

— Le spectacle? oui, Madame, répondit-il, oui, j'aime la représentation intime que la lecture d'une bonne pièce produit dans l'âme du lecteur intelligent. Quant au théâtre, je le goûte assez peu, et vous, Madame ?

— Moi? je ne sais, Monsieur. Je n'ai jamais été, dans ma vie, qu'une seule fois au théâtre; c'était en France, dans une grande ville; on jouait une pièce pleine de poudre, intitulée Austerlitz.

— Je connais cette pièce, Madame, dit Inglorius; c'est un des rares spectacles auquel je me sois intéressé. La fumée remplissait tellement la salle qu'elle couvrait spectateurs et acteurs d'une brume épaisse, grand avantage pour l'illusion scénique. Puis il y avait là, Madame, un rôle splendide rempli par le meilleur des acteurs français.

— Ah! et cet acteur, c'était...?

— La pièce était d'ailleurs déplorablement écrite, et l'auteur avait réservé tous ses effets d'éloquence et de style pour la bouche de ce personnage qui parlait un admirable français.

—- Eh bien! et ce rôle? et cet acteur parlant un si beau français, c'était...?

— C'était le canon, Madame. »

Les éclats de rire partirent comme des fusées à la réponse d'Inglorius. La face aux lunettes bleues ne sourcilla pas.

Le dîner allait s'achever pourtant sans autre incident, quand tout à coup un sourd et lointain gémissement, semblable au bruit d'un grand vent dans une conque, se prolongeant de voûte en voûte, vint à retentir jusque dans la salle. Cette rumeur insolite, suivie immédiatement d'un grand tumulte qui en augmenta l'horreur, fit courir un frisson subit parmi tous les convives.

Les voyageurs se levèrent à demi avec inquiétude, et jetèrent autour d'eux des regards effarés ; la fée pâlit ; l'homme gris-cendre lui-même tressaillit ; il émit un petit souffle de contrariété, et se remit à manger ; mais un gémissement plus fort, plus prolongé, plus accusé, et qui, par son intensité et sa profondeur, se rapprochait du rugissement, s'étant fait entendre de nouveau, un mécontentement exprimé par un rictus hideux envahit la face du fantôme.

Il se leva doucement, se dirigea vers la porte de la salle, et se glissa par l'entre-bâillement, comme une couleuvre, sans qu'on l'entendît marcher.

A partir de ce moment, le dîner se termina dans le silence le plus complet. Tous les convives avaient hâte de quitter cette salle dont les échos semblaient encore vibrer lugubrement. La fée pâle s'empressa de se lever et de ramener ses hôtes dans le salon, et là, comme, malgré tous les efforts, il fut impossible de relever la conversation compromise, la maîtresse de la maison, tendant la main à Inglorius et à ses deux compagnons, les engagea, sous prétexte de fatigue, à prendre un repos nécessaire à la fin d'une journée de voyage ; puis elle sonna, et un domestique, guidant les jeunes gens à travers un dédale de corridors et de couloirs, les conduisit dans leur appartement.

Lorsque les trois voyageurs (car Justin avait su se faire assigner le pavillon pour habitation) se retrouvèrent seuls dans ces vastes pièces garnies de meubles vieux et de lits chimériques, tant ils se compliquaient de colonnes torses, de rideaux à plis austères comme des robes de moine, de baldaquins flottants, et de larges ciels-de-lit, tout pleins d'ombres fuyantes, tous trois, Inglorius, Salluste et Prospero, se regardèrent, pour la première fois peut-être depuis qu'ils se connaissaient, avec une préoccupation sérieuse.

Comme cet état anormal ne pouvait se prolonger entre eux, les réflexions, interprétations et commentaires allaient s'engager, quand on frappa à leur porte. C'était un domestique qui, chargé d'un plateau, leur apportait le thé. Son service fait, le valet allait s'éloigner, mais Prospero, emboîtant une question dans un remercîment, lui demanda son nom.

« On m'appelle Pourpre, répondit le domestique.

— Pourpre, dit Prospero, c'est-à-dire Purper. Bon ! je comprends. Et êtes-vous depuis longtemps au service de monsieur... de monsieur...?

— De Monsieur ? Non, je ne suis point à Monsieur.

— Ah ! et à qui êtes-vous donc ? à Madame peut-être?

— Madame ?... Oui. Bonne nuit, messieurs. »
Et il se retira.

« Là ! dit Salluste, te voilà bien avancé !

— C'est bien fait! dit Inglorius qui retrouva son humeur habituelle. Aussi, qu'allez-vous interroger? Nous poursuivons l'inconnu, le mystère, l'innommé, et vous faites des questions!

— Mais, dit Prospero, ce château?... cette femme?

— Eh bien! ce château? c'est le château de la Tour noire. Cette femme? c'est une jeune fée qui l'habite. Avez-vous remarqué comme elle savait nos noms à tous?

— Oui. Mais cet homme?

— Eh! mon Dieu! c'est tout bonnement un enchanteur, peut-être même un simple magicien, un naïf sorcier. Tout cela n'a rien de bien extraordinaire.

— Et ces cris! dit Prospero.

— Quelque revenant qui se sera réveillé trop tôt. Rien de plus naturel ici. Vous ne connaissez pas ce pays, mes enfants. Bah! nous verrons bien autre chose. Attendez minuit. En l'attendant, prenons le thé. J'y reconnais une attention délicate de notre petite fée qui est évidemment une victime opprimée par le monstre à lunettes. Messieurs, je me déclare son champion, et pour la délivrer, je compte sur votre aide. »

Ces folies ramenèrent le rire dans la jeune colonie, et de propos en propos, la soirée s'acheva si gaîment qu'Inglorius dut, pour décider le branle-bas du coucher, donner le premier l'exemple en se précipitant dans son lit comme dans un gouffre. La conversation semblait même devoir survivre à ce moment suprême, car Inglorius entendait les deux jeunes gens discuter vivement sur l'ordonnance du dîner que Prospero admirait fort, mais que Salluste critiquait avec une joyeuse ironie, et les éclats de la discussion étaient si bruyants, qu'Inglorius, pour arrêter leur veine, fit irruption dans la chambre de ses voisins.

Au moment où il entrait, Salluste, en chemise, dansait en chantant ce naïf refrain sur un rhythme primitif :

> « J'aime les dîners sans façons
> « Où l'on met, par un gai délire,
> « Moins de beurre que de chansons
> « Dans le fond de la poêle à frire ;
> « Et dans le fond
> « Du carafon,

« Moins de bon vin que de bon rire.
« J'aime les dîners sans façons. »

— Salluste, extravaguez-vous? Quelle est cette danse sauvage?

— Monsieur, dit celui-ci, ce n'est pas une danse sauvage; c'est un pas gaulois.

— La Gaule, cher ami, était divisée en trois parties : Gallia togata, Gallia comata, Gallia braccata, c'est-à-dire la Gaule togée, la Gaule chevelue et la Gaule culottée. Or, vous n'appartenez à aucune de ces catégories. »

Ceci dit, Inglorius souffla la bougie, et les ténèbres amenèrent la paix et le repos.

CHAPITRE XIX

LA NUIT.

Il était tard. Le silence du premier sommeil régnait dans le château. La jeune fée, retirée dans une chambre éloignée, était assise devant un miroir. Un peignoir blanc recouvrait ses épaules ; autour d'elle gisaient maints menus meubles de toilette.

Mademoiselle Flambette, empressée, accommodait pour la nuit la coiffure de sa maîtresse. La soubrette allait lentement dans son ouvrage, et mille questions se pressaient sur ses lèvres tandis que la fée rêvait silencieusement. Enfin, emportée par la curiosité :

« Comment le trouvez-vous ? Mademoiselle, » dit brusquement Flambette.

La question de celle-ci s'ajustait, à ce qu'il paraît, si bien à la pensée de celle-là, que la réponse ne se fit point attendre.

« Bien, Flambette, tout à fait ressemblant à son portrait, et gai…. Ah! la gaîté, c'est du nouveau pour moi! Mais, Flambette, que va-t-il croire?

— Oh! ne vous en inquiétez pas. Il trouvera tout charmant. Et les deux petits jeunes gens? Ils sont mignons, n'est-ce pas? La Sorcièrette nous les avait bien décrits.

— Sorcièrette me rend folle peut-être, avec ses idées… Mais, dans ma position…. Et puis, cette chère sœur; elle est si bonne, si habile! Elle seule sait m'aimer! et…

— Et sait me faire aimer! N'est-ce pas, Mademoiselle, ce que vous vouliez dire? Achevez donc.

— Oui, Flambette, car sans elle et sans toi, je serais morte ici d'ennui et de désespoir.

— Certainement. D'abord, sans elle, vous ne m'auriez pas auprès de vous. En a-t-il fallu des tours de lacet pour me faire entrer à votre service? Papa Grigou ne voulait pas. Il a peur des gens clairvoyants. S'il avait soupçonné mon œil en virgule, il n'aurait point voulu de moi; mais j'ai baissé les yeux, j'ai fait la naïve, et avec ses lunettes bleues, il n'a rien vu. Puis, maintenant que Mademoiselle me soutient.... suffit. Aussi Purper et moi, sommes à Mademoiselle corps et âme.

— Ah! je suis très-heureuse, Flambette, de vous voir tous deux si dévoués! Je ne suis plus seule, maintenant. Je ne suis plus esclave comme autrefois.

— Parbleu! nous connaissons nos droits. La Sorcièrette en savait long, et elle nous a tout dit... Grigou! on te tient, mon bonhomme!.... Mais, motus.... Et puis, ce n'est pas tout, voilà qu'il nous vient du renfort... Des hommes.... La Sorcièrette a bien choisi.

— Je l'espère, ma Flambette. Mais lui, que pense-t-il de moi, de nous?.. Ces cris de ce soir! On aurait dit un fait exprès.

— Lui! Il pense que vous êtes belle à croquer! Il est vrai que je vous avais coiffée et habillée à lui faire dire... ce qu'il a dit.

— Quoi! qu'a-t-il dit?

— Il a dit que vous étiez une vraie petite fée. Justin me l'a répété.

— Ah! Justin! Je ne l'ai encore vu que

sur la route. Il a l'air bien bon, bien dévoué!

— Comme Purper et moi, Mademoiselle. Mais il se cache; il a peur d'être reconnu.

— Par qui? Par mon tuteur? Oh! il l'a si peu vu.

— Par votre tuteur? Mademoiselle. Oh! ne proférez pas ce mot-là.

— Tu ne sais pas? Flambette, il ne voulait pas les recevoir. Il voulait les renvoyer. Il ne voulait pas....

— Il voulait; il ne voulait pas. De quoi se mêle-t-il? Mais nous connaissons nos droits. Aussi j'ai tendu l'échelle, et ils sont entrés malgré lui et ses chiens.

— Oui, tu as bien fait. Seulement, je vais avoir un sermon.

— Un sermon! Ah! si c'était moi, je sais bien ce que je dirais.

— Eh bien! que dirais-tu?

— Je dirais : Vous voulez bougonner, monsieur Rabatjoie. A votre aise! Alors, allez bougonner.... chez ma tante.

— Pauvre tante! Il ne la laisse plus sortir. Voilà ce qui aggrave sa maladie, ce qui la rend furieuse comme ce soir... Flambette, il m'a défendu de la voir.

— Défendu ?... Il vous défend quelque chose, cet endommagé !

— Eh ! tu sais bien qu'il est son tuteur, à elle. Pauvre tante !

— Ah ! pour elle, il l'est peut-être bien encore, je ne dis pas ; mais, quant à nous, c'est autre chose. Et même, quand vous voudrez voir votre tante, quand vous voudrez la faire sortir et promener, parlez, j'en ai les moyens.

— Toi ? Flambette.

— Oui. Vous aussi, il ne voulait pas vous laisser sortir du parc, il y a trois mois, parce que, disait-il, l'air était mauvais dehors, et puis que ça usait trop de bottines, et maintenant !

— Maintenant, je suis majeure, Flambette.

— Voilà ! Mais vous ne le saviez pas. Grigou avait fait des contes à vous et aux autres. Heureusement la Sorcièrette s'en est mêlée. Quant au moyen de voir votre tante et de la faire sortir, je l'ai là.

— Où ? dans ta tête ?

— Non, dans ma poche. »

Et mademoiselle Flambette en retira la clef remise par Justin.

« Ah ! grand Dieu ! la clef de la tour ! Tu l'as retrouvée, Flambette ?

— On l'a retrouvée, et on ne la lui rendra pas. Vous souvenez-vous, Mademoiselle, le jour où il l'a perdue, comme il a toussé aigre ! comme il a fait chercher ! C'est égal, il en a fallu une autre. L'autre, il l'a, qu'il la garde ! Nous avons la nôtre, et de plus, nous savons nos droits. »

Ces derniers mots, le *delenda Carthago* de mademoiselle Flambette, qu'elle plaçait à chaque tournant de la conversation, avaient toujours le privilége de faire sourire sa maîtresse ; aussi profita-t-elle de ce sourire pour ajouter :

« Croyez-moi, Mademoiselle, laissez-moi la clef. Elle sera perdue pour les autres, mais quand vous en aurez besoin.... »

En ce moment, il se fit comme un léger frôlement le long des parois extérieures du mur.

« Le voilà, dit tout bas Flambette ; il écoute. »

Après un moment de silence, une petite toux grinça dans le corridor, puis on frappa doucement à la porte.

« On n'entre pas, cria Flambette.

— C'est mon sermon qui arrive, murmura la fée au peignoir.

— Laissez-le à la porte, dit Flambette sur le même ton.

— Non, non, qu'il entre; mais ne t'éloigne pas. »

Flambette alla ouvrir.

Le gnome entra; il se coula parmi les meubles féminins qui encombraient la chambre, comme un chat marchant à travers de la porcelaine, et vint se placer derrière le fauteuil occupé par la petite fée, si bien que la face horripilée apparaissant au-dessus du front pâle de la jeune fille, on eût dit d'une grosse chenille velue picorant sur une rose thé.

« Comment va ma tante? dit celle-ci sans se retourner.

— Bien mieux, ma chère Laure. Il y a eu une crise ce soir, mais elle est passée; votre tante voulait être remontée, vous savez. Demain nous ferons venir le docteur Roguin; vous pourrez le consulter aussi.

— Merci, Monsieur, je n'ai nul besoin de votre docteur.

— Vous paraissiez pourtant ce soir un peu animée, enfiévrée; il y a peut-être un petit mouvement. Vous vous fatiguez trop.

— Oui, je sais; je sors beaucoup trop, n'est-ce pas?

— Mais depuis quelque temps, il me semble....

— Savez-vous depuis quand?

— Allons, ma chère Laure, nous avons fait la paix, ne nous brouillons plus; vous avez eu à vous plaindre de votre tuteur autrefois.... et cependant... Enfin.... avez-vous à vous plaindre aussi de votre intendant?

— Je ne me plains pas, Monsieur. Je pourrais pourtant vous demander pourquoi ces messieurs, ces voyageurs que j'avais invités à se reposer ici, se sont vu refuser l'entrée de la grille?

— Ma chère enfant, est-il bien convenable de recevoir ainsi des jeunes gens chez vous?

— Vous déplacez la question. Ces messieurs, du reste, me sont recommandés.

— Ah! et par qui?

— Par qui? est-ce le tuteur ou l'intendant qui parle?

— Ni l'un ni l'autre, Laure; c'est l'ami.

— L'ami? Ah! ah! titre nouveau!

— Oui, l'ami. Vous avez fait constater vos droits, vous avez exigé des comptes; je ne sais qui vous a engagée à de pareilles formalités, mais vous avez agi en dehors de moi, sans moi; vous m'avez interrogé par des formes légales, et je vous ai répondu en vous mettant en possession d'une fortune plus que doublée par mon administration, si bien que vous avez été obligée, malgré les calomnies semées contre moi, de me reconnaître protecteur intègre et dévoué. Comme intendant, je serai toujours votre serviteur et votre ami quand même. Au reste, qu'avez-vous gagné à toutes vos défiances?

— Rien, si ce n'est un peu de liberté, et le droit d'avoir des amis.... autres que vous.

— Mademoiselle Flambette et M. Purper.

— Quels qu'ils soient, je ne les ai pas obtenus sans peine.

— Voyons, ma chère Laure, ne nous fâchons pas. Tout ce que vous vouliez, vous l'avez : vous avez voulu faire de la dépense, avoir une femme de chambre, des chevaux, un observatoire, sortir, courir les champs comme une écervelée;

vous avez voulu avoir votre indépendance! Eh bien! vous avez tout cela, ne devriez-vous pas un peu me remercier?

— Vous remercier de ce que vous m'accordez ce que je vous arrache?

— Oh! je sais bien, vous m'en voulez encore, à cause de ces jeunes gens que je ne voulais pas admettre.... n'est-ce pas? Voilà mon crime.... mais les convenances, ma chère, les convenances s'y opposaient. Et pourtant, ils sont entrés, ils sont ici. Au fait, comment sont-ils entrés?

— Cherchez, Monsieur, mais sachez bien que désormais je prétends recevoir qui je voudrai. Et vous pourrez dire à votre concierge, à votre geôlier, Monsieur, que s'il ne se conduit pas mieux à l'avenir envers les gens que je veux accueillir, je le chasserai. Oui, cher ami, je le chasserai.

— Allons, ne vous irritez pas, petite méchante. Il sera sage, mon geôlier; moi aussi, je serai.... Ah! à propos, votre tante désirait bien vous voir ce soir.... »

Ici Laure se retourna vivement :

« Eh bien! pourquoi ne me l'avez-vous pas dit? j'y aurais couru.

— Roguin ne veut pas.... mais c'est égal; si vous me promettez d'être sage.... comme nous tous.... vous la verrez, malgré Roguin. Là! je suis gentil.

— Quand? Monsieur.

— Demain.... après le départ de ces voyageurs. »

Et sur ces mots, le petit homme sortit à reculons avec un rire malicieux. Mademoiselle Flambette rentra immédiatement, en parodiant le rire du personnage.

« Oh! le vieux Grigou! dit-elle; c'est par là qu'il croit nous tenir.... mais nous avons la clef.... la clef.... » Et elle la balançait triomphalement au-dessus de sa tête; puis, tout en multipliant les espiègleries, Flambette procéda au coucher de sa maîtresse.

« Flambette, dit celle-ci au moment où la soubrette fermait ses grands rideaux de soie, tu crois que nous pourrons garder ces messieurs ici.... malgré lui.... et....

— Et voir votre tante? Certainement; car, d'un côté, nous avons nos droits; de l'autre, nous avons la clef.

— Ah! Flambette, c'est que Joseph, vois-tu, c'est presqu'un parent pour moi, à ce que dit Sorcièrette…. quoiqu'il n'en sache rien. Enfin, c'est un ami, et je serais si contente de l'avoir ici…. quelque temps…. de le connaître…. On en dit tant de bien…. n'est-ce pas?

— Oui, oui. Oh! Mademoiselle est bien disposée, dit Flambette en lançant un petit regard coquet au miroir qui le lui rendit. Allons, Mademoiselle, ajouta-t-elle, dormez maintenant, et dans deux heures je vous éveillerai pour faire votre visite à la tour noire. »

Deux heures après, si quelqu'un eût erré la nuit, sous les grandes voûtes du vieux château, il eût pu voir, marchant sur leurs pointes et se glissant furtivement à travers les longs couloirs pleins d'ombre, la maîtresse en robe de chambre et la soubrette en jupon. Elles se dirigeaient, à l'aide d'une lanterne sourde, vers une ample porte basse, sombre et garnie de clous à grosse tête ciselée. On eût dit la porte d'une citadelle. C'était la porte de la tour noire.

Mademoiselle Flambette avait tout prévu : serrure et clef étaient fraîchement huilées; sans bruit, elles tournèrent l'une dans l'autre, et une large ouverture, d'où s'exhalait un souffle de caveau, bâilla devant les deux femmes; elles s'y plongèrent, franchirent un escalier humide qui les mena au premier étage; puis, redoublant de précautions en passant devant certain huis mystérieux auquel mademoiselle Flambette présenta ses doigts cornus comme pour repousser une influence de *jettatura*, elles arrivèrent à une autre porte massive, mais qui s'ouvrait du dehors.

Elles entrèrent. Un spectre blanc, accroupi plutôt que couché dans un grand lit qui occupait l'angle de la pièce, se dressa à leur aspect; il bondit vers elles, et, saisissant Laure dans ses bras maigres, s'écria avec une voix de cristal :

« Te voilà! te voilà! enfin! enfin!... mène-moi... mène-moi....

— Où, ma tante?

— Je ne sais pas, dit la folle. Sortir! sortir!

— Pas si fort, ma tante, prenez garde de réveiller... quelqu'un.

— Oui, tout bas; mais partons.... partons. »

Et arrachant la lanterne des mains de Flambette, pieds nus et légère comme un oiseau, la folle reprit le chemin que ses visiteuses venaient de parcourir, descendit l'escalier, sortit de la tour noire; marchant toujours, sans bruit, sans hésitation, comme une somnambule, elle alla, suivie de ses deux compagnes, droit à la porte d'Inglorius, et s'assit sur le seuil avec un grand soupir.

« Ici, dit-elle, ici... on est bien. Il est là! Il dort, je l'entends. Je savais bien qu'il était venu... on voulait me le cacher... mais il est là... je le sais, je l'entends... j'entends son cœur... il bat vite... comme le mien! »

Elle demeura longtemps ainsi, parlant à voix basse, se balançant en mesure, de droite à gauche, comme mue par un métronome, et résistant à toutes les instances de Laure et de Flambette que le froid gagnait.

Enfin, après une heure d'extase et de contemplation intérieure d'un côté, de lutte et de supplications de l'autre, la folle, plus tranquille, fut ramenée dans sa chambre par les deux jeunes aventureuses qui, la laissant endormie dans son lit, se hâtèrent de regagner le leur.

Or, le lendemain, en se réveillant, Inglorius,

entendant dans son voisinage Prospero et Salluste causer en s'habillant, leur cria :

« Vous n'avez donc pas dormi cette nuit?

— Nous? dirent les jeunes gens, nous n'avons fait qu'un somme.

— A d'autres, je vous ai entendus chuchoter toute la nuit.

— Vous l'avez rêvé, dit Prospero.

— A quelle heure, dit Salluste, prétendez-vous nous avoir entendus chuchoter?

— De minuit à une heure.

— Eh bien! quoi d'étonnant? continua Salluste. Est-ce qu'on n'entend pas toujours des chuchotements, à cette heure-là, dans les vieux châteaux de ce pays? C'est quelque fantôme qui vous aura rendu visite. »

Et tous deux firent éclater leur jeune rire; mais Inglorius resta songeur.

CHAPITRE XX

LE GNOME.

M. Braken était doué d'avantages physiques
contestables au point de vue de l'esthétique mon-
daine, mais non au point de vue de l'art; et, con-
sidéré comme accessoire typique et pittoresque,
rien n'allait mieux à la vieille tour noire que cette
espèce d'être falot qui la hantait. Tuteur d'une
folle et d'une jeune fille idéale, il était le produit
d'un choix habile et prudent de la part de M. Vandryck; et si la forme de ce farfadet s'harmonisait
bien avec le vieux château qu'il habitait, son caractère répondait mieux encore à la mission qui
lui avait été confiée. M. Braken était un avare,
mais un avare d'une espèce particulière : il aimait
l'or d'un amour tout platonique. Habitué, dès sa

jeunesse, à s'accrocher au patrimoine d'autrui
pour jouir sans dépenser, il n'avait pas besoin,
pour satisfaire sa cupidité, des joies de la propriété. La possession lui suffisait. Plus positif
qu'on ne le pense dans l'étrangeté de sa passion,
amasser, toucher, palper, voir de l'or, pour lui
c'était en avoir. Depuis dix ans environ qu'il ad-
ministrait la fortune de ses pupilles, il avait ob-
tenu le seul résultat réel, substantiel, qui se
pouvait attendre de lui. Multiplier les épargnes,
les réaliser en bonnes pièces brillantes, tout était
là. Le château se délabrait, les murs se lézar-
daient, les voûtes se crevassaient, qu'importe?
l'argent rentrait régulièrement. Les baux des
fermes allaient toujours augmentant, et, malgré
les réclamations des fermiers qui sollicitaient
vainement des réparations, la prospérité de la
caisse allait toujours croissant.

Cette caisse était formée d'un grand coffre de
bois cerclé de fer, à triple ressort, serrure, fond,
cachette et secret. Produit de la propre industrie
du caissier, elle gisait dans la chambre du pos-
sesseur, et reposait robustement cachée dans la
structure de son lit que, pour cette cause, il fai-

sait toujours lui-même. Le jour, nul n'entrait dans cette chambre pleine de piéges. Le caissier, dont la probité avait pour garant l'avarice, enfermait sous triple verrou l'objet de sa sollicitude, ce coffre-fort, auquel il songeait sans cesse, dont il s'éloignait rarement, sur lequel il couchait la nuit comme un dragon mythologique. Dormait-il bien? peut-être. Peut-être aussi, si nuitamment quelque sylphe invisible eût pu se glisser, par quelque pore imperceptible, dans cette chambre armée comme un arsenal, fermée comme une citadelle, eût-il vu, en pleine nuit, tout à coup le dragon gardien du trésor se lever, s'envelopper de sa houppelande cendrée, allumer un lumignon de fer, l'accrocher à l'angle de son grabat, tirer la lourde machine où s'étendait son maigre matelas, la faire avancer sans bruit sur des coulisses savonnées, puis, renversant soudain, par le jeu d'un ressort, la couchette qui en formait le couvercle, ouvrir enfin, avec extase et mystère, l'arche sacrée où reposait la synthèse de ses amours.

L'invisible aurait pu surprendre alors le spectre amoureux dans tous les débordements de sa débauche. A genoux devant son coffre, l'avare contemplait d'abord longtemps, d'un œil ébloui, ce large épanouissement du métal qui scintillait sous le lampion. Il en comparait les niveaux, en calculait les profondeurs, en déterminait les dimensions ; puis, le regard fatigué, non rassasié, il étirait, dans toute leur longueur, ses deux petits bras, les plongeait jusqu'au fond dans les molécules brillantes. De l'or ! rien que de l'or ! Et, à grands efforts, à grands ahans, comme un boulanger pétrit sa pâte, il pétrissait son métal, il ramenait ses pièces, les éloignait, les retournait, les rapprochait, les faisait rouler en piles, en colonnes, en anneaux, en long, en large, de ci, de là, à poignées, à brassées, dans les plis, les replis, les rides, nœuds, rugosités, sur tous les points de la surface de ses bras velus et frémissants.

Il y avait là des pièces de tout module, de toute sorte et de toute valeur ; il les connaissait toutes et chacune ; il les saluait au passage avec un petit bruit de la langue et un hochement de la tête qui, elle-même parfois, comme par l'entraînement du vertige, allait se plonger, suivie du cou, des épaules, de la poitrine, dans le bain d'or fascinateur. Un ruissellement métallique, des grognements indéfinis et sourds accompagnaient les accès de ces voluptés solitaires, dont cette espèce d'avare a seul le secret.

Et pourtant, tout cela, tout cet or n'était point à lui. Qu'importe? il le possédait. Qui donc a défini l'or : « Un métal jaune ayant la propriété « de réjouir le regard de l'homme? » Celui-là avait entrevu la source des plaisirs du gnome-caissier. Braken aimait-il l'or d'un amour platonique?... Erreur! c'était tout le contraire.

On comprend quelle avait dû être l'existence de la jeune Laure et de la folle livrées à un pareil tuteur. Elles furent tout d'abord soumises à un régime qui touchait à l'austérité. Leurs vêtements de couleur sombre et d'étoffes communes allaient avec les habitudes qu'une économie implacable leur avait imposées. Tout dans le vieux château avait pris une teinte claustrale : hormis deux pièces du rez-de-chaussée, le vestibule qui représentait la salle à manger et un grand cabinet creusé dans le mur faisant salon, le château tout entier était d'abord désert, inoccupé et fermé;

les meubles pourrissaient ensevelis sous leurs housses; les araignées filaient en paix leurs toiles dans tous les angles. La tour noire seule était habitée; c'est là que le tuteur, ses deux pupilles et un vieux couple de serviteurs se retiraient la nuit, dans des appartements si amples, si hauts, si vastes, que la clarté des lampes économiques, impuissante à les éclairer, ne faisait qu'en rendre les ombres plus saisissantes. Une lourde cloche fêlée annonçait chaque exercice, comme dans un couvent; les heures du lever, du travail, des repas, des récréations, du coucher, passaient toutes par la voix d'un vieux battant rouillé qui, suspendu au flanc de la chapelle, et frappant sur un timbre cassé, tombait froid et lourd comme un marteau sur une enclume.

C'était dans ce milieu que la jeunesse de Laure et que la folie de celle qu'elle appelait sa tante s'agitèrent et s'ébattirent ensemble. Pourtant, comme il y avait des fleurs, des ombrages, du soleil et des chants d'oiseau dans le parc livré à la nature, et par conséquent, magnifique, cette vie, bien qu'ascétique, ne parut pas d'abord insupportable aux *deux innocentes*, comme les ap-

pelaient les vieux domestiques, et pendant que,
vêtu de son éternelle houppelande, leur gardien
allait visiter et quereller les fermiers, elles ai-
maient à s'échapper dans les grandes allées
vertes, à se cacher, à se chercher dans les bos-
quets bizarrement touffus, à se perdre, à s'appeler dans les taillis hérissés. Le soir amenait
quelquefois une distraction au milieu de cette
existence sauvage. La visite du médecin, officier
de santé, qui se faisait appeler le docteur Roguin,
et auquel le tuteur avait confié la santé de ses
deux pupilles, suffisait pour tromper la mono-
tonie des soirées.

Le docteur faisait le gaillard, racontait des
anecdotes, jouait sur les mots, et s'interrompait
pour tâter le pouls à sa malade qui ne riait d'un
rire idiot à des plaisanteries incomprises que
pour reprendre, tout à coup sérieuse, un mélan-
colique et sempiternel tricot dont Laure devait
reconstituer, à chaque instant, les mailles en désordre. Les grandes soirées étaient celles du di-
manche. A la société du docteur s'ajoutait, ce
jour-là, la visite du curé du village. Le bon prêtre
se pliait charitablement aux incohérences de la

folle, tandis que M. Braken, fatigué des courses du jour, se laissait aller en un coin, à des rêves mystérieux. L'abbé s'efforçait de réveiller aussi chez la jeune fille les souvenirs de ses anciens travaux du pensionnat, il excitait sa curiosité, questionnait, activait, dirigeait, sans que l'enfant s'en doutât, cette fraîche imagination sur quelque point d'études oubliées, et sauvait ainsi bien des écroulements à la jeune mémoire.

Ainsi se passèrent dans ce château, ce parc, ce cabinet mal meublé, entre le tuteur invisible ou somnolent, mais gnome actif et présent partout, le médecin bruyant et bavard, et le prêtre discret, bien des mois pour ces pauvres femmes.

Le premier hiver fut affreux, car la discipline du logis, malgré la rigueur de la saison, ne se départit en rien de sa sévère régularité. Néanmoins, par un bizarre effet de cette hygiène, l'état de la folle parut s'améliorer au printemps. Elle eut des jours de grande quiétude et de douce lucidité pendant lesquels, continuant l'œuvre du curé, elle devint d'une ressource immense à sa nièce dès lors passionnément attachée à cet esprit qui semblait ressusciter pour elle.

Un soir d'été, que le docteur et M. Braken étant
en grave conférence dans quelque lieu retiré de
la tour noire, le curé s'était trouvé seul en visite
auprès de ses voisines ; le soleil couchant était si
splendide, et les adieux du jour avaient de si douces invitations, que le désir vint irrésistiblement
aux deux recluses d'accompagner le pasteur à
l'heure de sa retraite. Elles allèrent d'abord jusqu'à la grille du parc, puis, celle-ci franchie pour
la première fois depuis leur arrivée, elles prolon-
gèrent sur la route cette promenade qui prit dès
lors pour les deux femmes l'attrait et les propor-
tions d'un voyage improvisé. Tout leur paraissait
neuf dans ce pays qu'elles n'avaient encore parcouru que des yeux par les fenêtres du château,
ou à travers les éclaircies du feuillage. La route
poudreuse avec ses tas de pierres et sa bordure
de haies d'un côté, de l'autre avec ses rochers
plongeants à vif dans l'eau de la rivière, avait mille
fois plus de charmes que tout le parc et ses ombrages. C'était pour elles comme un enchantement,
et jamais la convalescente intelligence de madame Vandryck n'avait jeté plus de lueurs.

A l'entre-croisement des chemins, l'on se sépara, le curé regagnant son village, les deux promeneuses reprenant lentement la direction de la tour noire à peine visible en ce moment sous un vol de lourdes nuées qui montaient à l'horizon. La chaleur avait été étouffante ; il y avait dans la nature un calme menaçant ; pas une feuille ne tremblait. La pluie vint à tomber progressivement, quelques éclairs jaillirent au loin, puis un coup de foudre retentit ; c'était le coup de canon d'alarme. La folle en fut ébranlée profondément ; elle frissonna, passa son bras sous le bras de sa nièce, et l'entraînant par le premier sentier rencontré, partit nerveusement dans une course insensée, avec des murmures sourds mêlés parfois de syllabes exhilarantes, puis éclatantes, qui semblaient imiter et suivre toutes les modulations de la tempête ; l'orage alors dans toute sa fureur se répercutait évidemment dans son cerveau. Laure s'efforçait en vain de modérer cette marche désordonnée ; elle dut bientôt renoncer à la diriger. Le tonnerre redoubla, la démence aussi. Les ténèbres étaient complètes par instant. Soudain Laure sentit, dans une violente secousse, sa compagne lui échapper ; elle la vit tout à coup, dans

un éclair, disparaître, emportée, furieuse, les cheveux épars. Elle la poursuivit; ce fut une chasse
horrible, une chasse sauvage. A travers les halliers, les bois, les buissons, les prairies, dans le
vent, sous la pluie, par la foudre, les deux femmes
passaient, courant dans le vertige, l'une fuyant
sans cesse avec des cris furieux, l'autre, épuisée,
bientôt ne pouvant plus même appeler sa compagne, mais s'efforçant encore de garder la trace
de la fugitive qu'à la faveur d'une clarté sinistre
elle apercevait parfois au loin comme une grande
flamme blanche, rapide, éclair vivant.

Elles se poursuivirent longtemps ainsi, ces
deux égarées; enfin Laure entendit devant elle
un cri plus fort, plus strident que tous les autres;
ce fut le dernier. Elle accourut, elle vint tomber
auprès du corps palpitant de la malheureuse effré-
née qui gisait comme morte, et saignait : le haut
d'une branche lui avait ouvert le front et l'avait
arrêtée.

Toutes les facultés de la jeune fille avaient été
tellement surexcitées pendant le temps indéter-
miné qu'avait duré la poursuite, que ce repos
forcé lui fut un grand soulagement. Elle reprit

haleine, saisit dans ses bras le corps de sa tante,
et avec un sang-froid violemment conquis, s'étant
établie à l'abri d'un buisson, elle s'assura que la
blessure était légère; puis, peu à peu, à force de
soins, de caresses et de doux appels, elle parvint
à ranimer sa compagne qui, s'éveillant comme
d'un songe, et se voyant ainsi dans la nuit étendue sur le sol et toute trempée de pluie, manifesta son retour à la vie par de grands éclats de rire.

Quelle fut la durée de leur halte sous ce buisson? Laure ne put l'apprécier; elle raconta plus
tard qu'elle avait, pendant quelque temps, cru
dormir là d'un sommeil fiévreux, interrompu
souvent par des éclats de voix, puis que tout à
coup elle avait vu devant elle comme un grand
fantôme à cheval qui les avait prises toutes deux
et les avait emportées. Elle s'était retrouvée le
lendemain dans son lit et ressentant un grand
bien-être. La vérité était qu'un des valets de
ferme envoyé à cheval à leur recherche, avait été
attiré sur leur trace par des rires inexplicables
dans ces bois et dans ces ténèbres, et qu'à grand'
peine il avait rapporté au château la tante en
pleine démence et la nièce évanouie.

Si l'indisposition de Laure n'eut pas de suite, il n'en fut pas de même de madame Vandryck : complétement bouleversée par les émotions de cette nuit fatale, elle fut dès lors plus que jamais atteinte dans ses facultés déjà si affaiblies, et dut être plus que jamais surveillée. Ce fut dès lors aussi que M. Braken mit à la grille du parc, avec une consigne sévère, un concierge farouche et deux dogues aboyeurs.

La folie de madame Vandryck avait, depuis l'orage, pris un bizarre caractère. L'habitude d'une vie exacte et d'une règle rigoureuse, l'appel de l'horloge implacable, la voix sèche du timbre cassé qui toussait l'heure comme un phthisique, avaient impressionné vivement son imagination malade ; il s'y fit, dans la fièvre de la démence, comme une fermentation dont le résultat fut celui-ci : Elle se croyait pendule, faisait entendre d'heure en heure un ou plusieurs coassements lugubres, se berçait incessamment de droite à gauche, comme entraînée par un balancier intérieur, avec des oscillations d'un isochronisme mathématique. Il fallait la remonter exactement, opération qui, sur les prescriptions du docteur et par l'entremise de M. Braken, se faisait tous les quinze jours sur le cœur de la malade, au moyen d'une clef spéciale dont le bruit, représenté par une sorte de grincement des dents du gnome avec un talent d'imitation sans pareil, semblait ramener périodiquement la vie dans ses pauvres rouages humains. Si celui-ci négligeait ou oubliait parfois ce soin bizarre à l'époque déterminée, il s'ensuivait une crise terrible, semblable à celle dont, à leur arrivée, nos voyageurs avaient entendu les lointains éclats.

C'est à partir de ce moment que l'existence de Laure avait aussi changé. Comme, à cause de son déplorable état, madame Vandryck avait dû être séquestrée, Laure, privée de la société de sa tante qu'elle chérissait, s'irrita secrètement contre la prudente mesure qui la séparait d'elle, mesure d'autant plus pénible qu'elle n'en comprenait pas les motifs et qu'elle ignorait les conséquences terribles que pouvait avoir pour elle-même le contact journalier de son ancienne amie. Un sentiment de révolte couva dans son âme. M. Braken, dont la nature lui était déjà vaguement antipathique comme celle d'un reptile, lui devint odieux comme un tyran ; elle se tut pourtant, dissimulant par instinct et combattant par bonté naturelle un sentiment qui de jour en jour croissait et se définissait dans son âme. Cette répulsion, qu'elle se reprochait comme une ingratitude envers son tuteur, ne se révéla chez elle que par des traits et des actes spontanés qui, peu à peu, relâchèrent les liens de la discipline où l'habitude l'avait jusqu'alors retenue, et lui constituèrent une indépendance relative.

Le besoin d'échapper à ce tuteur répugnant lui fit inventer un nouveau mode d'existence ; elle osa affronter les regards inquiets et soupçonneux de ce pédagogue, moins redouté depuis que, devenant elle-même de jour en jour plus belle, elle le voyait plus grotesque. De proche en proche, elle acquit une attitude personnelle, se créa peu à peu un droit de libre allure, et en profita pour se soustraire à la règle monastique qui l'enveloppait autrefois. Elle varia à son gré ses occupations, vagua de chambre en chambre, et eut l'idée de visiter en détail, et des caves aux combles, ce château dont elle ne connaissait que le parc. Elle poursuivit cette entreprise, ouvrit

les portes condamnées, parcourut de longs corridors, pénétra dans les grands et petits appartements, s'aventura par des escaliers secrets, par
des couloirs obscurs, par des cabinets borgnes,
par des détours aveugles, par des huis encom-
brés, au travers de pièces sombres et humides
que jusqu'alors elle n'avait pas soupçonnées. Ce
fut tout un voyage de grandes découvertes; elle
eut plusieurs mois d'enchantement, passés à in-
ventorier le contenu de vastes armoires profondes comme des cavernes, à sonder les gouffres
de vieux bahuts sculptés, à fouiller de tiroir en
tiroir dans des chiffonniers ouatés et ténébreux
comme des nids de chouette. Elle éprouvait des
joies de navigateur à chacune de ses trouvailles:
Colomb, Pinzon, Cabral, Magellan, Cook, Bou-
gainville n'eurent pas des battements de cœur
plus vifs, des ivresses intérieures plus profondes,
en rencontrant un continent, un archipel, une
île, un détroit, qu'elle n'en ressentit en entr'ouvrant une porte vermoulue, en soulevant un
rideau poudreux, en s'élançant par une grille
rouillée dans un passage inconnu, en tirant de
leurs caches discrètes des étoffes bizarres, des

dentelles merveilleuses, des draperies à ramages, des armes mystérieuses, des coffrets ciselés garnis d'instruments d'acier oxydé, des colifichets d'ivoire, des lettres jaunies : étranges objets dont elle ne savait ni le nom, ni l'usage, ni la portée, ni l'histoire. Et comme elle voyait que, tout en la surveillant de loin et comme du coin de l'œil, M. Braken semblait, bien qu'à regret, la laisser vaguer, courir et fureter à sa fantaisie, elle en vint à ne plus se préoccuper des airs rèches et des rides mécontentes qu'elle voyait parfois plisser les lèvres de son mentor. Ses expéditions, d'abord furtives et inquiètes, étaient devenues patentes et avouées; elles ne paraissaient plus être enfin que l'exercice d'un droit indirectement reconnu par le silence du tuteur.

Parmi toutes ses découvertes, une surtout, qui la frappa peu sur le moment, plus tard devint pour elle incalculablement féconde. Un jour que chacun était à sa besogne, la folle enfermée, le tuteur en tournée, les vieux domestiques à la cuisine, le concierge à sa grille, comme Laure était seule et qu'elle se résignait à tirer quelque point d'aiguille dans le cabinet de travail, croyant

avoir vu, inspecté, parcouru tous les coins et
recoins du château, tout le champ de ses recherches, tout, hormis pourtant la tour noire
toujours hermétiquement close, elle songea qu'à
droite de la porte qui y conduisait, bâillait un
petit caveau sombre d'où s'élançait un escalier
à vis creusé dans une tourelle. Laissant bien vite
son insipide tapisserie dont son tuteur lui avait
suggéré l'idée, sous prétexte de cadeau destiné
à la pauvre folle, elle courut à sa nouvelle exploration. A peine arrivée au sommet du petit escalier qui semblait l'avoir appelée comme par la
voix d'un rêve, la jeune aventurée, palpitante de
curiosité, se trouva devant une porte basse délicatement ouvragée, mais fermée. Laure savait
trop ce que c'était que les vieilles serrures; elle
avait trop souvent tourné autour de l'effraction
pour s'arrêter devant un pareil obstacle. Elle
ébranla fortement l'huis qui ne cédait pas; mais
à la secousse, du haut de la plinthe, une clef
s'échappa et vint comme un fruit mûr tomber à
ses pieds. Elle l'essaya : c'était le sésame. Laure
en entrant ne rencontra d'abord que des ténèbres;
un vent chaud et poudreux la frappa au visage,

une odeur de vieux cuir rance l'envahit. Faite à
ces sortes d'impressions qui étaient sa vie depuis plusieurs semaines, elle tendit les mains et
marcha résolûment en avant, cherchant le mur
et tâtant l'ombre. Elle erra ainsi quelque temps
sans se rendre compte des vagues objets que
heurtaient ses mains; enfin, s'habituant peu à
peu aux ténèbres, et grâce au maigre reflet que
laissait entrer la porte, elle distingua une petite
fenêtre, elle se dirigea vers ce point, ouvrit rapidement la vitre et le volet, et se retourna.

Laure venait bien de découvrir un nouveau
monde; elle était dans une bibliothèque. Ce n'é-
taient que livres du haut en bas : les uns, rangés
en bon ordre sur leurs étagères, paraissaient,
graves et moroses, regarder dédaigneusement
cette belle jeune fille qui venait interrompre les
intéressantes dissertations que font entre eux,
dans la solitude et sous leur poussière, les vieux
livres abandonnés; d'autres, jonchant le sol ou
amoncelés dans les coins, réjouis à l'aspect imprévu de ce double rayon de soleil et de beauté,
semblaient saluer la nouvelle venue et dire :
« Enfin! voici une lectrice! »

Lectrice! elle le devint, et si fort, que bientôt elle ne sortit presque plus de sa bibliothèque. D'abord, elle puisa follement dans son trésor, lisant, au hasard, des titres et des feuillets; elle allait, venait, prenant, laissant, reprenant les volumes, changeait de tomes et de formats, et voltigeait de rayon en rayon, comme une linotte dans une cage; puis, devenue de jour en jour plus maîtresse de son domaine, elle régla sa marche, classa, organisa ses lectures à sa manière, et absorba, en peu de temps, sous forme d'histoire, poésie, morale ou philosophie, une effroyable quantité de pages. Tout cela se classa à son tour, bien ou mal, dans les cases de son cerveau, où se constitua une autre bibliothèque, reproduction interne de la première.

Les romans y eurent une large place, et le jour ne suffisant plus à l'ardeur vorace de Laure, elle s'avisa d'emporter dans sa chambre d'amples provisions dont elle fit la pâture de ses nuits.

Cependant, le tuteur gnome feignait de ne rien voir; bien plus, depuis quelque temps, il paraissait s'apprivoiser, prenait insensiblement des façons moins farouches ; sa voix s'emmiellait ; il souriait quelquefois.

Sur ces entrefaites, il arriva qu'un jour, comme Laure était renfermée dans sa retraite favorite, le vieux domestique vint directement la demander de la part de M. Braken. Sans trop se hâter, elle descendit au rez-de-chaussée, et trouva, à son grand étonnement, dans le cabinet, outre son tuteur et M. Roguin, un étranger en habit noir.

Un étranger ! le cas était rare et grave. Laure le comprit ; elle salua légèrement, s'assit et attendit.

L'homme à l'habit noir fut poli, empressé ; il s'établit devant la table chargée de notes et de registres, délia des liasses de papiers, vérifia les chiffres, lut force grimoires, adressa de longues félicitations au tuteur, entrecoupées de gracieuses salutations à la pupille, et après une lecture à laquelle celle-ci ne comprit rien, finit par lui présenter un papier au bas duquel il la pria d'apposer son nom. Sur un signe de son tuteur, Laure obéit ; puis, voyant que c'était là tout ce qu'on lui demandait, elle se hâta de regagner sa chère tourelle.

Cet événement n'eût laissé que peu de traces dans sa vie si le soir même, au moment du dîner, elle n'eût vu **M.** Braken souligner, pour ainsi dire, ce souvenir dans sa mémoire de jeune fille, par un acte qui lui parut étrange. Au moment où il se mettait à table auprès d'elle, tout à coup, par un effort de ridicule galanterie, le tuteur saisit gauchement la main de sa pupille et la baisa.

Ce fut le lendemain de cette journée que Laure, dans sa bibliothèque, parcourant les œuvres de Beaumarchais, tomba sur le *Barbier de Séville*. Cette comédie fut pour elle une révélation. Elle crut tout comprendre, et sa lecture, vingt fois recommencée, ne fut, ce jour-là, qu'un éclat de rire.

CHAPITRE XXI

FRUITS DE LECTURE.

L'idée de Beaumarchais, représentée par le type de Bartholo, s'était si bien enveloppée pour Laure, dans la houppelande de M. Braken, que, dès lors, elle ne pouvait plus rencontrer son burlesque tuteur, et le voir se trémousser autour d'elle, sans un violent accès d'hilarité mal réprimé, et qui, malgré tout, éclatait quand des velléités de galanterie venaient à se renouveler chez le petit gnome.

L'adroite pupille résolut de profiter de cette découverte. Son affection pour sa tante séquestrée éveilla en elle un vague sentiment de coquetterie. Bientôt, à force de stratagèmes et de petits manéges, elle parvint à obtenir l'autorisation de pénétrer encore dans la tour noire dont elle était exilée, de voir parfois madame Anne à travers l'entre-bâillement de sa porte. M. Braken fut même amené graduellement à une immense concession ; il fit faire à cette porte une sorte de judas vitré qui permettait à Laure de suivre du regard la pauvre affolée, et de s'en constituer à distance la garde-malade. Celle-ci se fit une douce et triste habitude de cette fonction, et pendant quelque temps, alors que dans l'intérieur de son appartement, sans rien voir et sans rien comprendre, la malheureuse recluse oscillait incessamment sur son fauteuil, marquant régulièrement les heures avec de rauques hoquets, Laure, assise dans le grand corridor, un volume sur les genoux, passa de longues journées alternant son attention du livre au judas, et du judas au livre, selon le flux et le reflux de son cœur et de sa pensée.

Cette singulière occupation était pour la jeune fille un grand danger. Son imagination, doublement exaltée d'un côté par l'ardeur de la lecture, de l'autre, par l'assiduité du spectacle qu'elle s'imposait, en se combinant avec la privation d'exercice si nécessaire à son âge, devait en peu de temps altérer profondément sa santé. Ses joues pâlirent sensiblement. M. Braken s'en aperçut-il, ou, ce qui est plus probable, comprit-il que, le prenant pour dupe, Laure n'accueillait ses sourires empressés que par intérêt pour sa tante, ou bien encore voulut-il exploiter en sa faveur cet attachement, et se ménager plus tard le bénéfice d'une transaction conditionnelle? on ne sait. Le fait est que peu à peu il se relâcha de ses formes chevaleresques, reprit la physionomie rogue qui lui était habituelle, et finit un jour par refuser formellement l'entrée de la tour noire à sa pupille sans donner aucun motif à sa nouvelle mesure.

Le chagrin de cette nouvelle séparation renferma plus que jamais Laure dans sa bibliothèque. Elle se livra désormais, sans guide et sans frein, au hasard de lectures si prolongées que plus d'une fois l'aube, se glissant à travers la fenêtre, vint se mêler, sur les pages, à la clarté de la lampe nocturne.

Une nuit, qu'absorbée dans un roman, Laure, oubliant les heures, laissait son âme flotter à toutes voiles au souffle de son poëte, elle fut subitement comme réveillée d'un songe par un bruit mystérieux, retentissant sous la fenêtre. Elle écouta. Nul doute, le gravier de la terrasse babillait faiblement sous des pas précautionneux. D'un coup de pouce, Laure éteignit la lampe, courut entr'ouvrir les rideaux, et observa.

Le bruit avait cessé, mais Laure, à la faible lueur des étoiles, aperçut une ombre errante au pied du mur. Un homme était là; il était assis sur une sorte de ballot, et paraissait reprendre haleine. Le silence de la nuit était si grand qu'à travers la fenêtre, dont une vitre était restée ouverte, Laure pouvait entendre le souffle haletant de l'inconnu.

« Voilà une aventure! se dit la lectrice interrompue, avec une émotion délicieusement mélangée de peur et de curiosité. Voyons ce que cela deviendra. »

Puis, se hissant sur une chaise à la hauteur du carreau, elle y glissa sa jolie tête, et s'arrangea pour ne pas perdre un instant de vue l'équivoque personnage qui, venant ainsi traverser tout à coup les idéalités de son roman, lui faisait l'effet d'un acteur tombé tout vivant au milieu d'une scène de marionnettes.

L'homme assis ne remuait pas. Appeler, donner l'alarme, Laure n'y songea pas un instant; elle resta à son poste d'observation, attentive et l'œil en arrêt, se disant :

« Quel est cet homme? Serait-ce un voleur? Mais alors pourquoi ne fuit-il pas? Qu'attend-il? C'est singulier! Aurait-il des camarades? Mais pourquoi cette immobilité? Que fait-il? On le dirait endormi.... Ah! voilà qu'il se relève ! »

L'homme, en effet, venait de faire un effort, et en se soulevant, avait murmuré :

« Il ne s'agit pas de dormir. »

La scène alors s'anima sans mieux s'expliquer. Laure vit l'inconnu s'agenouiller devant son ballot, l'ouvrir, en retirer différents objets qu'elle ne put reconnaître, puis enlever lestement une lourde pierre située au-dessous même de la fenêtre d'où on l'observait, creuser un trou, y cacher avec soin des sortes de paquets arrachés des entrailles du ballot, les recouvrir de terre piétinée, puis enfin, après avoir replacé sur le tout la pierre indicatrice, effacer soigneusement les traces de son travail.

Tout cela s'était fait silencieusement, mais méthodiquement, et l'homme semblait si plein de confiance dans la solitude du lieu où il opérait, qu'il n'avait pas regardé une seule fois autour et au-dessus de lui. Ce ne fut que quand il eut mis sur son épaule son fardeau notablement allégé qu'il songea à jeter rapidement un coup d'œil aux alentours; mais Laure l'avait prévenu, et l'homme, en se retournant, ne vit que le mur sombre et rigide de la tour noire.

Pas n'est besoin de dire quelle fut le lendemain la première levée dans le château. Laure, que la curiosité avait tenue éveillée, était avant le jour au travail. Munie d'une pioche, elle avait déplacé la grosse pierre, creusé le sol, déterré, trouvé, saisi les objets enfermés, et emporté le tout dans sa chambre avant qu'aucun œil fût ouvert. Ce fut une de ses plus heureuses expéditions, une aussi de ses plus rapides. Maîtresse de quatre ou cinq rouleaux assez lourds, ficelés et enveloppés de papier gris, elle dépouilla à huis-clos le trésor qui consistait en bijoux, pièces d'argenterie et d'orfévrerie pour la plupart fausses, en bagues, colliers, agrafes, chaînes, chaînettes et bracelets qui encombrèrent sa table. Un des paquets ne contenait que des montres, plusieurs en cuivre, quelques-unes en argent, une seule en or. Un autre paquet ne renfermait que du tabac.

Une femme, en présence de tant de bijoux, ne peut faire qu'une chose : les essayer tous. Laure n'y manqua pas. Après cette expérience, elle songea à ce qu'elle devait faire de ces dépouilles. Fallait-il les reporter à leur place! les rendre? fallait-il consulter, informer, dénoncer? Le cas lui paraissait ardu. Tout en réfléchissant à la singulière position où l'avait entraînée sa curiosité, elle tournait et retournait les objets épars devant elle; sa main, dans ce mouvement, rencontra la montre d'or; une étiquette y était attachée. Laure y lut : « Pour mademoiselle Piaver. » Ces trois mots la firent tressaillir. Elle tomba dans de nouvelles réflexions, médita longtemps; enfin, se levant tout à coup : « C'est cela, dit-elle. » Puis elle refit les paquets. Son parti était pris.

Son projet une fois bien arrêté, elle ne tarda

pas à le mettre à exécution. Elle écrivit d'abord une longue lettre qu'elle cacheta et adressa soigneusement, et dès lors, dormant le jour, veillant la nuit, pendant toute une semaine elle fit le guet dans sa petite tourelle. Les lectures en souffrirent, l'attention de la lectrice étant partout, hormis aux feuillets négligemment tournés. Pas un oiseau nocturne ne passait, pas une feuille ne tombait, pas un souffle de brise ne gémissait, que l'active sentinelle ne bondît à sa petite fenêtre, toute prête au dénoûment de l'aventure. Ce dénoûment pourtant semblait se faire attendre. Vingt fois par veillée, la lampe était éteinte et rallumée, le rideau tiré et retiré, la vitre ouverte et refermée.

Enfin, par une nuit de petite pluie, alors que la jeune fille, l'œil au livre et l'oreille au vent, parcourait avec son imagination les souterrains d'un fantastique manoir traduit de l'anglais, elle entendit, avec un battement de cœur, les susurrements déjà connus du sable de la terrasse. Il n'y avait point à s'y méprendre : c'était le rôdeur. Il était déjà courbé sur la grosse pierre et commençait la fouille.

Voulant se donner le petit plaisir de la déconvenue du coureur de nuit, quand il constaterait que la place était vide et le trésor envolé, Laure le laissa faire. Elle le vit donc creuser longtemps, se redresser, recommencer, élargir de droite à gauche le cercle de son travail, puis enfin, sérieusement inquiet, lever les yeux, comme pour confirmer, par des points de repère, la direction de ses recherches. C'était là qu'elle l'attendait.

« Approchez, » dit Laure à voix basse.

L'homme tressaillit, fit un geste de fuite ; mais voyant que rien n'était menaçant dans le murmure qui l'appelait, il obéit.

« Je sais ce que vous cherchez, dit-elle.

— Ah ! dit l'inconnu troublé, ce n'est pas ce que vous croyez, peut-être ; je suis honnête homme, voyez-vous,... mais parlez bas.

— Je sais ce que vous êtes, reprit Laure.

— Un contrebandier, oui.... mais pas un voleur.... C'était de la marchandise.

— C'est bon ! on vous la rendra, votre marchandise.

— On me la rendra, toute ? toute la cache ?

— Oui.... à une condition.

— Laquelle?

— Montez sur cette pierre.... bien.... Maintenant, répondez franchement. D'abord, comment vous nommez-vous?

— Zeb.

— D'où êtes-vous?

— De Heugen.

— Connaissez-vous mademoiselle Piaver? »

L'homme hésita.

« Tenez, dit-il, après un silence, demandez-moi autre chose.

— Non, reprit Laure avec l'insistance d'un juge d'instruction, répondez sans détour; l'affaire est très-importante pour moi et aussi pour elle.

— Pour elle?

— Autant que pour moi.

— Eh bien! oui, je la connais, dit Zeb en baissant encore la voix.

— Voulez-vous vous charger de lui remettre cette lettre? à elle.... seule?

— Une lettre!... une lettre de vous?

— Oui, de moi.

— Bien sûr, et.... j'aurai mes marchandises?

— Tenez, les voici; tendez votre blouse. »

En même temps, les paquets d'abord, et la lettre; ensuite tombèrent dans les bras de Zeb stupéfait.

Quand celui-ci eut reconnu que tout lui était intégralement restitué, il releva la tête :

« Merci, dit-il en ôtant sa casquette. Et, dites-moi, y aura-t-il une réponse?

— Je l'espère bien.

— Alors, il faudra la rapporter ici, à la même heure, n'est-ce pas?

— Oui, et le plus tôt possible.

— Suffit.... et le signal?

— Un peu de gravier contre la vitre. Adieu, Zeb. »

Laure, en disant ces mots, disparut, laissant son interlocuteur saluer encore à plusieurs reprises la fenêtre déserte.

Ce fut ainsi que, par l'entremise de Zeb, s'établit un échange de lettres entre les deux sœurs, qui dès lors se connurent et s'aimèrent par correspondance.

La plus jeune, qui signait « Sorcièrette, » plus futée et plus expérimentée aussi, comprit bien vite la triste position faite à son aînée; elle se hâta de l'instruire de sa situation légale et de ses droits, se fit fort de lui trouver un défenseur et un appui. On avait Zeb déjà, mais il fallait mieux. Sorcièrette engagea Laure à réclamer premièrement de son tuteur une femme de chambre; elle avait sous la main une fillette, non moins futée qu'elle-même, toute prête pour ce service. Le difficile était de la faire agréer par M. Braken. Quand Laure présenta sa requête, celui-ci jeta les hauts cris; tout nouveau visage et surtout toute nouvelle occasion de dépenses lui répugnaient fortement. Néanmoins, la pupille tint bon, si bien qu'un jour mademoiselle Flambette put être introduite au château, et qu'après un long examen, M. Braken trouvant, à ce qu'il paraît, la soubrette convenablement idiote, consentit à l'attacher au service de la pupille.

Mademoiselle Flambette, entrée sous de pareils auspices, prit bien vite une grande part dans la vie et dans la conduite de sa jeune maîtresse. Toutes deux travaillaient de concert à exécuter le plan de la grande campagne organisée et dirigée de loin par Sorcièrette.

Flambette était pour les expéditions hardies,

les coups de main, les coups d'État. Afin de sonder le terrain et d'engager doucement la lutte, elle suggéra d'abord à sa maîtresse l'idée d'étendre un peu le champ de son indépendance ; elle l'exhorta à reprendre ses anciennes habitudes, à parcourir encore le parc, à feindre un grand besoin d'exercice et d'activité, puis enfin à franchir la grille, cette grille, gardée comme la herse d'une place forte ; ce fut là qu'eut lieu la première escarmouche. Lorsque pour la première fois Laure et Flambette se présentèrent au guichet fatal pour tenter une promenade extérieure, le concierge, ou plutôt le geôlier, fort de sa consigne et de ses deux dogues, n'opposa à toutes leurs instances réitérées même sous forme impérative, qu'un refus formel et brutal. Le débat fut porté devant M. Braken, qui, irrité de ces symptômes de rébellion, ne répondit à la réclamation des conjurées que par un haussement d'épaules.

Retirées dans leurs appartements, celles-ci tinrent alors conseil.

« Que faire ! disait Laure. Sorcièrette a beau dire, tu vois bien, Flambette, que je suis toujours esclave.

— Ah ! disait Flambette exaspérée, s'il le faut, on emploiera les grands moyens.

— Mais, Flambette, il y a pourtant bien une issue, une porte.... Par où Zeb peut entrer, nous pourrons bien sortir.

— Je la connais, la porte de Zeb ; elle ne vous convient pas. Vous devez passer par la grille ouverte, et à deux battants encore.... Il serait beau, vraiment, que la maîtresse de céans fût réduite à sortir de chez elle et à y rentrer furtivement comme un contrebandier en déroute.

— Mais que faire ? ma pauvre Flambette.

— Que faire ? je le sais bien, dit la cameriste, mais le moyen est violent, et la Sorcièrette veut qu'on le ménage pour les dernières extrémités.... Oh ! Mademoiselle, j'ai une idée, demandez....

— Quoi ! Flambette, un avocat, un homme de loi ?

— Non, deux chevaux.... demandez deux chevaux à M. Bartholo.

— Des chevaux ! es-tu folle ? Et qu'en veux-tu faire ?

— Bon ! vous faire prendre de l'exercice ; l'équitation est nécessaire à votre santé. Allons, c'est dit; il faut que d'ici à huit jours, votre écurie soit montée. »

Sans trop comprendre, Laure suivit les conseils de Flambette; les chevaux furent demandés à M. Braken. Grandes furent la surprise et l'indignation de celui-ci en présence de cette extravagante exigence; les négociations, explications, tergiversations se multiplièrent des deux parts; néanmoins, le gnome dut céder, quoi qu'il en eût, car un homme, que personne ne connaissait, amena un jour devant la grille deux fort belles bêtes toutes harnachées. Le concierge, interdit, fit appeler M. Braken, qui avait bien envie de renvoyer le maquignon; mais quoi! Laure et Flambette étaient là, par hasard; le marchand d'ailleurs se montrait coulant sur le prix; c'était une occasion. Le marché fut conclu, et les chevaux furent placés dans les stalles de la vieille écurie. Puis il fallut un palefrenier. Ce fut alors que Purper se présenta et fut agréé; Purper, amoureux de mademoiselle Flambette, (détail qui explique l'avis singulier de la conseillère intime); c'était un allié de plus dans la maison.

Bientôt, les fermiers qui, jusque-là, s'étaient contentés de la signature de M. Braken sur la quittance de leur fermage, s'avisèrent d'exiger le nom de Laure elle-même. Tout cela était l'œuvre de Purper et de Flambette. Quant à Laure, se sentant appuyée et obéie, elle chevauchait dans le parc avec sa compagne; elle se sentait pousser des ailes. Le docteur Roguin lui-même, grâce à quelques cadeaux, était un peu gagné; mais la pauvre tante, en revanche, était plus invisible que jamais.

Vint cependant le jour où, sur les instructions de Sorcièrette, il fallut frapper le grand coup. Laure, soutenue ouvertement par Purper et par Flambette, secrètement par le docteur, osa renouveler sa première tentative. Les deux amazones se présentèrent une seconde fois à la grille. Sommé de l'ouvrir, le cerbère résista. Mais dès le lendemain, deux hommes, vêtus de noir, aux formes correctes et légales, vinrent, polis comme deux papiers timbrés, demander une entrevue à M. Braken. Ce qui se passa entre ces messieurs, on ne le sut pas au juste. Mais M. Braken, au sortir de cet entretien, avait l'oreille basse; il était pâle, et en se présentant devant sa pupille, il ne put que murmurer ces mots : « Il paraît, Made-« moiselle, que je ne suis plus que votre inten-« dant. » Sur ce, il se retira. Mais, dès lors, la victoire fut complète, et les coursiers, montés par les deux amazones, purent tout à leur aise galoper dans la plaine libre.

Cependant la correspondance allait toujours son train, Sorcièrette ne s'endormait pas. Son premier but, l'émancipation de sa sœur, étant atteint, elle en poursuivit un second.... Quant au gnome, se sentant entouré de piéges et d'ennemis inconnus, il luttait et défendait pied à pied le terrain. Tuteur de la folle, habitué au commandement, il maintenait encore, par l'effet de la terreur superstitieuse qui émanait de lui, une sorte de discipline dans la maison. Rien n'entrait et ne sortait sans son intervention; rien ne se faisait qu'il n'eût critiqué, corrigé, modifié ou ajourné; il s'agitait, profitant, abusant des avantages de sa difformité physique, pour surprendre et terrifier, et n'eussent été les joies de ses bains d'or, jamais on ne l'eût pris en défaut.

Une nuit, Zeb mit dans la corbeille, que, par

la fenêtre de la bibliothèque, lui tendit Flambette, une dernière lettre. Grande nouvelle et
grande découverte! Socièrette annonçait enfin
le sauveur, le défenseur, l'appui; elle le connaissait à fond; il était en route, il s'appelait Joseph;
c'était un parent, un frère, un ami. Suivait toute
l'histoire d'Inglorius. Il allait venir, il fallait lui
envoyer une missive anonyme, le stimuler, en-
flammer son imagination facile, et le recevoir
coûte que coûte. Tout cela fut fait. Le jour même,
un observatoire fut établi dans le pavillon qui
dominait la route, pour qu'on pût voir poindre à
l'horizon ce messie et sa suite. Pendant quatre
ou cinq jours consécutifs, on fit sentinelle; l'œil
au télescope, la longue-vue en bandoulière, on
attendit, les chevaux toujours sellés. Toute la
vivacité romanesque de Laure, toute l'activité espiègle de Flambette étaient en ébullition. Espérer
un ami inconnu, l'apercevoir de loin, aller au-
devant de lui, l'accueillir mystérieusement, l'étudier, l'entraîner, le captiver, le tout à son insu;
quelle charmante aventure pour la lectrice de la
tourelle! et pour la soubrette, duper Bartholo,
quelle allégresse!

Ce fut ainsi, après de grands détours, grâce à Justin et grâce à Sorcièrette, qu'Inglorius, ne se doutant ni du rôle qu'il jouait, ni des difficultés dont il triomphait, entra un beau jour par la fenêtre d'un pavillon dans le parc et le château de la Tour Noire.

CHAPITRE XXII.

VIE DE CHATEAU.

« Ainsi, Madame, disait Inglorius, voici plusieurs mois que vous vivez enfermée dans la bibliothèque de la tourelle, vous nourrissant de drames et de romans. A la bonne heure ! Le roman, Madame, est une excellente lecture, et pourvu qu'il ne fasse qu'effleurer dans son vol l'histoire, la philosophie, la politique ; pourvu que, nous éloignant de l'ornière du sens commun, il nous initie aux inspirations du bon sens, pourvu surtout, qu'ayant pour base l'invraisemblable, il ait pour couronnement l'impossible, le roman est une des plus charmantes formes que puisse revêtir l'esprit humain. Il nous prédispose à l'idéal, et nous prépare à l'avénement du poëme dont la base est le merveilleux, et dont le couronnement est l'infini.

— Doucement, s'il vous plaît, dit la petite fée, vous venez d'exprimer là plusieurs idées qui ont besoin d'explications. Et d'abord, quelle différence mettez-vous entre le sens commun et le bon sens?

— La même, Madame, qu'entre le blanc et le noir, entre le jour et la nuit. Le sens commun, comme son nom l'indique, est le sens général, l'intelligence vulgaire, la compréhension moyenne; il est, selon les temps et les lieux, presque toujours le préjugé, la prévention, la convention, la tradition, l'idée reçue et imposée sans examen, l'erreur héréditaire, le mensonge communiqué et propagé sous prétexte d'expérience pratique; en un mot, il est l'expression de l'idée banale transmise d'âge en âge au commun des enfants par le commun des pères. Fuyons le commun, Madame, et cherchons le rare, c'est-à-dire le vrai, l'élevé, le nouveau, l'inconnu; cherchons ce que le monde, commun lui-même, appelle pourtant par instinct « le distingué. » Alors

nous trouverons le sens noble, le sens délicat, le
sens vrai, le bon sens. Au xvᵉ siècle, devant la
junte de Salamanque, réunion composée tout entière de savants qui prétendaient, les uns, que
la terre était plate, les autres, cubique, ou bien
qu'elle avait la forme d'une lentille, Christophe
Colomb, soutenant le principe de la sphéricité et
affirmant que la terre est un globe, Christophe
Colomb était monstrueux, Madame. Colomb était
un fou, et les savants le déclaraient tel au nom du
sens commun. En effet, Madame, ce pauvre Christophe n'avait pas alors le sens commun... il avait
le bon sens. De même, quand Copernic, quand
Galilée, quand Salomon de Caus, quand....

— Bon! je comprends, et nous voilà d'accord...
autre question maintenant... comment distinguez-
vous le roman du poëme?

— Autre, bien autre question, Madame, comme
vous le dites si justement. Question subtile, à
laquelle vous me permettrez de répondre à ma
manière. Que voit-on du petit observatoire de
votre pavillon, Madame? De ce lieu le point de
vue est admirable: à gauche, une colline, à droite,
une montagne. Au pied de la colline coule le

plus capricieux petit fleuve du monde ; sur la colline, à travers les peupliers qui la rayent de leurs grandes ombres, on voit se dérouler la grande route, celle où nous vous avons rencontrée, Madame. Elle est naïve, animée, pittoresque, cette route : chars, chariots, charrettes, voitures de toutes formes y passent et repassent incessamment avec toutes sortes d'attitudes et d'allures ; le chariot y crie, la charrette s'y balance sous le poids de sa charge, la patache y trotte avec modestie, la poste la parcourt au galop de ses chevaux fraîchement relayés et aux claquements du fouet de son postillon, les piétons la fréquentent, et les belles amazones ne la dédaignent point. Nous-mêmes avons mis, un moment, au sommet de cette route, un des modèles les plus délicats de l'archéologie carrossière. Entre la colline et la montagne court, dans un lit profond, la rivière dont les eaux reluisent au soleil, et qui, s'épanouissant en lac au pied de la montagne, se confond avec elle à l'horizon dans une vapeur douce et pleine de voiles blanches et de petits bateaux. La croupe de la montagne est semée de petits villages qui, nichés chacun dans un pli du versant, se couronnent tous, le soir, d'un petit nuage de fumée bleue. Enfin, plus près, la côte du mont escarpé retombe presqu'à pic, et par grands pans de roches, dans les eaux fluviales qui, agrandies et fières, viennent s'imager, en passant, des reflets de la tour noire, et de son parc, et de son château. Si nous joignons à ce tableau les hommes, le mouvement, les caractères, les passions, les accidents, les mille détails et les mille variétés de la vie en pleine activité, n'aurons-nous pas, Madame, le paysage que, par un beau ciel, anime, colore et découpe la fenêtre de votre observatoire dans le champ de ses télescopes.

— Fort bien peint. Continuez, dit la petite fée.

— Madame, je suis forcé ici d'introduire une digression. Connaissez-vous le baobab, Madame?... non... c'est un genre de plantes appartenant à la Monadelphie polyandrie de Linnée, à la famille des Malvacées de Jussieu, à celle des Bombacées de Kuntt, caractérisé de la manière suivante....

— Oh! fi! Monsieur, interrompit la petite fée, vous parlez comme un naturaliste.

— Comme trois, Madame ; aussi, je m'arrête, mais.... pour reprendre. Le baobab d'Afrique est le géant des végétaux ; son tronc, qui acquiert parfois jusqu'à cent pieds de circonférence, supporte une véritable forêt de branches énormes et touffues. Les troupeaux d'éléphants viennent s'abriter ou paître à son ombre, comme des moutons noirs sous un chêne de nos climats. Le baobab n'est pas seulement remarquable par sa grandeur, il l'est encore par sa longévité. Le voyageur Adanson en a rencontré un aux îles du Cap-Vert qui, trois siècles auparavant, avait été observé par deux voyageurs anglais ; il a retrouvé dans le tronc l'inscription qu'ils y avaient tracée, recouverte par trois cents couches ligneuses, et a pu juger ainsi de la quantité dont cet énorme végétal avait crû en trois siècles. Partant de cette donnée, Adanson affirme qu'un baobab peut vivre six mille ans et plus.

Supposons maintenant, Madame, qu'un oiseau de passage en Afrique, en effleurant un baobab, cueille au vol et du bout de son bec la pulpe velue d'une de ses graines ; il part avec son trésor, il s'élance, court, vole, traverse les mers, et va se plonger et se perdre dans les déserts du continent indien. Là, par hasard, la graine se détache du bec de l'oiseau, elle tombe sur un mont, et, par une fissure du sol, pénètre justement au fond d'une de ces excavations monumentales où gît, inconnu, un de ces grands temples souterrains que l'Inde aimait jadis à sculpter dans les entrailles de ses montagnes de porphyre, tels que ceux de Djaggernat, d'Indra et d'Elephanta. La petite graine, surprise et exilée, travaille ici pourtant; elle se cramponne de toutes ses forces à la terre de ces catacombes, développe peu à peu ses racines, s'étend tout autour d'elle-même, et ne pouvant s'élever, faute d'air et de soleil, pendant longtemps, pendant des siècles peut-être, elle rampe, s'allonge, se fortifie, saisissant au hasard dans les plis de ses jeunes pousses, ici, un pilier, là, un chapiteau, plus loin, une colonne, un autel, un éléphant de pierre accroupi, un taureau sacré : Brahma, Vichnou, Siva, la déesse Kali, tout y passe. Le temple est dévoré par l'arbre, jusqu'à ce qu'un jour, devenu grand et fort, celui-ci se soulève enfin, et, crevant avec son sommet la voûte de sa prison, le

faîte de la montagne, il apparaisse au grand soleil de l'Inde, emportant, mêlé au fouillis de ses
. branches et à l'épaisseur de sa forêt, tout le mo-
nument disséminé dans les caprices de ses ramures.

Dès lors, s'épanouissant à l'air libre, il s'élève,
il triomphe, il domine. Puis, un jour, un voyageur égaré s'étonnera de voir, au milieu de ce
désert, un arbre étrange, énorme, inouï, portant
comme des nids de porphyre, dans chaque touffe
de sa verdure, à l'angle de ses branchages, à la
pointe de ses rameaux, en socles, piliers, voûtes,
arcades, statues et idoles colossales, le vieux
temple inconnu déterré tout entier.

Le paysage vu de votre observatoire, Madame,
c'est le roman.

Mais ce baobab immense et immortel, portant
au ciel ces constructions et traditions sacrées,
ressuscitées dans une architecture vivante; mais
cet arbre merveilleux et toujours grandissant,
triple produit de l'art, du hasard et de la nature,
Madame, voilà le poëme. »

Cette conversation avait lieu entre Laure et
Inglorius, cinq ou six jours après l'arrivée de

celui-ci au château de la Tour Noire ; elle était la conséquence d'une habitude, bien vite prise par eux, de se réunir quelques moments avant le dîner, non loin de la terrasse, dans le fond d'une grande allée toute chargée d'ombre, à travers laquelle le soleil couchant avait bien de la peine à faire pénétrer quelques rayons de son étincellement de pourpre et d'or.

Et là, pendant que Prospero et Salluste, confiés aux soins d'un vieux garde-chasse, exploraient chaque jour la contrée, le fusil sur l'épaule ; pendant que Justin, fidèle à sa politique tortueuse, tantôt errait mystérieusement dans le parc, tantôt, se glissant par l'issue secrète, allait organiser au dehors la troupe dissimulée de ses complices, et vaquait à ses petites affaires ; pendant enfin que Flambette, assise auprès des deux interlocuteurs, semblait innocemment faire courir sa navette dans les mailles d'un filet de soie, devisaient à loisir Laure et Inglorius.

« Vous peignez et ne définissez point, monsieur Inglorius, disait Laure, qui, en robe blanche et nonchalamment étendue dans un hamac d'aloës brodé de coquillages et de plumes multicolores, semblait plus que jamais digne du nom de fée que son chevalier aimait à lui donner. N'importe, ajoutait-elle, j'aime votre méthode, quelque vague et flottante qu'elle soit; mais le vague et le flottant, n'est-ce pas toute votre existence? aussi ne voulez-vous savoir ni où vous êtes, ni qui je suis.

— Pourquoi voulez-vous que je recherche pour vous ce que je me trouve si bien d'ignorer pour moi-même? Sais-je rien de ma naissance, de ma famille et de mon nom, et en savez-vous quelque chose vous-même?

— Mais, sans doute.

— Sans doute, parce que vous êtes fée, et c'est tout naturel; mais....

— Oui, je sais ce que vous êtes. Et d'abord, e vous dirai ceci que vous ne démentirez pas, j'espère, c'est que vous êtes....

— Quoi?

— Un ami. »

En disant ces mots, Laure tendit ses deux blanches mains à Inglorius, assis un peu au-dessous du hamac. Celui-ci les saisit avidement, et les ouvrant et les fermant tour à tour comme un livre que l'on feuillette, il semblait vouloir en étudier les moindres linéaments.

« Eh bien! quoi? dit Laure, êtes-vous de la partie? Savez-vous lire aussi dans ce grimoire?

— Mes études en ce genre, Madame, ont été fort négligées; néanmoins, je déchiffre ici quelque chose.

— Quoi? Monsieur, et que voyez-vous?

— D'abord, que vous êtes une fée.

— Oh! dit-elle en riant, voilà qui n'était pas bien difficile à deviner?

— Attendez, Madame, dit Inglorius en contemplant les petites mains laissées à sa disposition, voilà qui me dit ce que vous êtes mieux que vous ne pourriez le faire vous-même. Oui, vous êtes une victime expectante et résignée d'un monstre, minotaure ou dragon; vous êtes une de ces victimes qui, comme leurs types éternels, Andromède, Angélique ou Rosine, attendent le jour de la délivrance et l'arrivée de l'hippogriffe.

— Pas mal, vraiment; mais l'interprétation est vague. Elle est bien de votre école; vous ne savez pas lire couramment, vous connaissez à peine vos lettres. Allons! le livre est encore à peu près blanc pour vous ; car vous n'en pouvez dire précisément ni l'auteur, ni le propriétaire, ni le titre.

— Oh ! quant au titre du livre.... dit Inglorius, qui baissa la tête comme pour étudier de plus près la main qu'il retenait.

— Eh bien ! dit Laure, le titre du livre....

— Je commence à le deviner et je pourrais l'inscrire sur la couverture.

— Comment cela ? dit-elle.

— Comme ceci.... fit-il.

— Chut ! chut ! interrompit Flambette en se retournant, ne faites donc pas ce petit.... bruit, Monsieur ; vous allez faire venir le dragon, qui, bien sûr, rôde par là, autour de nous. »

Comme elle parlait encore, on entendit non loin, sous les branches, une sorte de murmure semblable à celui que ferait le passage d'un reptile dans des feuilles sèches. Presque au même moment apparut, tout près d'eux, dans le feuillage, la tête du gnome. On eût cru, dressé sur sa queue, voir soudain apparaître un serpent.... à lunettes.

« Ah ! vous êtes ici ! dit M. Braken.

— Nous y sommes.... fort peu, mon cher, dit Laure en souriant.

— C'est que je viens vous chercher pour.... affaires importantes.

— Pour affaires!... Alors, c'est différent, nous n'y sommes pas du tout.

— Cependant, William le fermier arrive, et....

— William! le pauvre homme! il doit avoir soif; faites-lui servir à boire en m'attendant.

— Ce n'est pas tout, insista M. Braken, j'aurais quelques conseils, quelques renseignements à solliciter de Monsieur.

— De moi? dit Inglorius.

— De vous-même, dit Braken qui, en s'entortillant autour du bras de sa victime avec des annelures serpentines, l'emmena irrésistiblement comme une proie.

— Là! j'en étais sûre! dit Flambette quand ils eurent disparu.

— Quelle obsession! dit Laure en se plongeant désespérément au fond de son hamac, juste au moment où.... Oh! je me vengerai!...

— Et lui aussi! Ah! sans la clef, vous ne verriez pas de longtemps votre pauvre tante.

— A propos de ma tante, Flambette, il faudra bien pourtant y songer. Tu sais... à toute force, elle veut le voir.

— Eh bien! Mademoiselle, qui vous empêche de la faire sortir et de lui montrer M. Inglorius.

— La nuit?

— Sans doute.

— Oui, tu as raison, on pourrait.... la nuit, ce serait plus prudent..... on pourrait faire dans le parc de charmantes promenades; lui, ma tante, Justin.... et moi.

— Vous aussi! Mademoiselle.... Ah! et pourquoi? dit Flambette.

— Mais, parce que.... ce serait... plus convenable.

— C'est cela. Et la nuit, vous n'auriez plus à redouter l'arrivée du loup-garou, du dragon bleu, du Bartholo.

— Comme tu dis, Flambette.

— Mais, Mademoiselle, qu'a donc madame votre tante pour M. Inglorius?

— Qui sait? Flambette, une lubie.... Puis, elle a peut-être une.... comme une prévision, la pauvre femme! Vois-tu, Flambette, ce que l'on ap-

pelle folie, c'est un état sacré; parfois, c'est une
forme du don de seconde vue.

— C'est bien possible, Mademoiselle. Alors,
il faudra dresser nos batteries. Je m'en charge;
j'en parlerai à Justin. Oh! tout sera bientôt ar-
rangé; pour moi, de peur des surprises, je ferai
sentinelle.... ce sera plus prudent.

— C'est cela, Flambette. Arrange, organise,
mon enfant; surtout ne perdons pas de temps.

— Oh! jamais.... Dès ce soir, Justin sera prévenu.... »

Puis, après une pause :

« Mademoiselle, reprit Flambette, est-ce qu'il
ne serait pas à propos... de nous associer aussi...
ce bon Purper?

— Purper? Flambette, et pourquoi faire?

— Mon Dieu! Mademoiselle, pour m'aider à
faire le guet, et puis.... ce serait plus convenable. »

Quelque temps après cette délibération, les
promenades nocturnes étaient en pleine activité.
Ce fut une belle nuit pour la pauvre folle que
celle où, appuyée sur le bras de Justin, elle put,
pour la première fois, suivre dans la grande ave-

nue deux ombres glissant devant elle, deux ombres, l'une Inglorius, l'autre Laurette, qui semblaient être toute sa vie, toute sa raison, tout son cœur, pendant que, fermant la marche à quelque distance, le prudent Purper et la vigilante Flambette formaient comme l'arrière-garde de la petite armée rôdeuse.

Inglorius profita de ces expéditions pour dévoiler à la petite fée pendue à son bras toutes les lumières et toutes les ardeurs contenues dans les profondeurs de son âme. Son imagination, prenant son essor, l'hippogriffe à grand vol les emportait tous deux à travers les mondes. Oublieux du temps et de l'espace, leurs esprits voyageaient à perte de vue, sans souci des tours et détours que leurs corps, cherchant instinctivement l'ombrage et le mystère, faisaient bien loin au-dessous d'eux. Mais ils étaient suivis pas à pas. La pauvre folle se sentait renaître; elle avait trouvé là le meilleur remède à ses maux. Une cure merveilleuse s'accomplissait sous les yeux de Justin, qui, parlant peu, mais habitué à réfléchir, à comparer et à déduire, finit par comprendre aux mots, aux gestes, aux re-

gards, à l'attitude de madame Anna tout le ridicule de ses anciennes suppositions. Il avait été
le moyen, non le but. Ce n'était pas lui que la
folle aimait, c'était Inglorius. Son esprit sagace
et rempli de grands desseins eut bien vite dé-
brouillé, dans l'écheveau de ses souvenirs, le fil
qui par lui avait rattaché cette femme à ce jeune
homme. Il s'expliqua ces formules embarrassées
de serment incessamment rappelé, ces scènes
bizarres qui n'étaient que des prétextes pour
parler plus longtemps de celui qui occupait toute
sa pensée, ces formes indéfinies de langage qui
semblaient extravagantes, et n'étaient que des
détours pour indiquer l'enfant que l'on ne devait
pas nommer.

Justin envahit peu à peu le secret de la folle;
il plongea au fond de toutes les réticences du
passé, et, en homme à grande destinée, il sut
bien vite se débarrasser de sa fatuité de passage.
Le résultat, d'ailleurs, serait le même. Inglorius,
avec ses habitudes et son caractère, n'était que
le satellite de Justin, et le coup de fortune qu'il
rêvait pour lui-même, transporté sur la tête de
celui qu'il appelait son élève, servait également

ses projets. La richesse de l'un n'était-elle pas celle de l'autre? Dès lors, Justin précisa son plan. Il avait flairé l'or du gnome. Il fallait, comme époux et comme fils, qu'Inglorius possédât tout le trésor, encore amplifié, de feu Vandryck, pour que Justin pût soutenir efficacement la cause de l'Idée souveraine, qui fermentait et allait bientôt faire explosion.

« Ainsi, se disait-il, cette malheureuse folle que je tiens là, sous le bras, c'est évidemment la mère de Joseph, celle dont j'avais vaguement entendu parler. Enlevée à ses parents en Hollande par le père de Joseph, elle a été retrouvée et ramenée à sa famille par d'implacables amis. Mais, dès qu'elle a été libre, elle n'a pas oublié l'enfant qui, malgré des serments sans doute arrachés à sa faiblesse par ses persécuteurs, devait remplir toute sa vie. Elle est revenue pour lui; pour lui, elle s'est faite la compagne et la charmeuse d'un oncle égoïste; pour lui, elle a, malgré la naïveté de sa nature, ourdi mille intrigues, et elle est enfin devenue folle de ses efforts, de ses succès, et peut-être de ses remords. Je comprends tout!... Que j'ai été niais!... Qu'im-

porte?... la fortune est à nous quand même....
Vive l'Idée! nous aurons de quoi payer notre
grand orchestre au jour du concert souverain.
Au reste, ajoutait Justin, il faut que tous ces
retards finissent, car les gaillards deviennent
pressants. »

Or, le lendemain de cette promenade qui avait
converti tous ses doutes en convictions, Justin
reçut la lettre suivante :

« Cher ami,

« Bonne place et bonne santé que j'ai et que
je te souhaite! Je t'avais donné dernièrement des
commissions que tu as ponctuellement exécu-
tées; je te reconnais à cette exactitude. Je n'ai
rien de nouveau cette fois à te mander; aussi, je
ne mets la main à la plume que pour te remercier, avec l'espérance de te revoir sous peu. Mon
papier est bien sale au bas de cette page, mais
tu m'excuseras; on n'est pas toujours bien propre
chez nous.

« A bientôt. Ton ami,

« L'Associé. »

Le microscope mis en jeu par Justin lui fit découvrir ces lignes dans un léger nuage de taches qui maculaient l'endroit signalé :

Le n° 1 de la Société de l'Idée souveraine à J. P.

« Citoyen,

« Le moment est solennel. Toi et ton monde, êtes-vous prêts? Avez-vous des cœurs de héros? Pour moi, je ne faillirai pas à ma glorieuse mission. Brutus va se réveiller. C'est probablement l'avant-dernière dépêche que tu recevras de moi. La dernière t'annoncera que le feu est aux poudres, et alors.... en avant !

« Comptez sur moi qui compte sur vous, et songez au grand serment.

« Je suis plus que jamais en faveur. Me voilà secrétaire en pied du premier ministre; le grand-duc me traite en familier; mais l'air empesté des cours est impuissant sur l'inaltérable poitrine de

« Z....

« *N° 1 de la Société de l'Idée souveraine.*

« *P. S.* — Envoyer les derniers fonds, et
brûler. »

La lettre, lue et relue, fut ensuite consumée
dans le plus grand secret par Justin qui, en se
frottant les mains, ne put s'empêcher de dire :

« Enfin!... voici la dernière saignée.... il est
temps! »

[illegible]

[illegible]

[illegible]

[illegible]
[illegible]
[illegible]
[illegible]

CHAPITRE XXIII.

INCIDENT.

Une certaine nuit, le gnome était à son poste. Son petit lumignon allumé pendait au châlit; le tiroir, secrète doublure de sa couchette, était tiré, et présentait sa baignoire d'or. L'avare jouait, folâtrait, brassait et contemplait. Oubliant tout dans ses ébats, il avait plus que de coutume prolongé sa veillée et ses extases, quand soudain un léger bruit se fit entendre dans le corridor et le long de son mur. C'étaient des frôlements atténués, des pas veloutés, des mouvements étouffés, plutôt sentis qu'entendus, un glissement. En deux gestes, la caisse fut fermée et le lampion éteint. M. Braken bondit ensuite à la porte et colla son œil, puis son oreille, au trou de la serrure.... rien.... la nuit.... le silence.

Tremblant d'inquiétude, le gnome se dirigea alors vers sa fenêtre, entr'ouvrit un pan du rideau, se pencha, et vit....

CHAPITRE XXIV

SENTINELLE, PRENEZ GARDE A VOUS !

.... Une nuit charmante. La grande avenue du parc était pleine de ténèbres, mais les arbres étaient pénétrés de mille rayonnements épars ; à travers les feuilles on apercevait le grand ciel bleuâtre tout moucheté de nuages effrangés qui, commençant en teintes gris-pâle, finissaient en blanc écumeux. Toutes ces nuées s'en allaient par longues bandes, semblables au déroulement infini de petites vagues transparentes. La brise était haute, elle effleurait à peine le sommet de la futaie, mais elle chassait dans le firmament toute la houle nuageuse et légère avec un mouvement si rapide et si doux, que d'en bas le croissant de la lune semblait comme un léger vaisseau d'argent, passant de lame en lame, et voguant dans les cieux. De loin en loin, quelques étoiles avaient allumé leurs petits fanaux, et paraissaient, au milieu de ce mouvement général, cingler comme les petites voiles de la flotte céleste.

Un rossignol chantait.

Deux heures sonnaient au timbre de la tour noire, et trois couples d'ombres marchaient sous les ombrages de l'avenue.

« Oui, disait dans le premier groupe la voix de la petite fée, oui, cette nuit est délicieuse. Que de belles heures l'homme perd au sommeil ! pour vous qui vivez sagement, mon cher hôte, respirez ma brise, savourez le parfum de mes fleurs, contemplez mes astres à travers mon feuillage ; ne parlons pas, écoutons mon rossignol.

— Madame, reprenait Inglorius, votre voix et celle de votre rossignol se marient fort bien ensemble ; le gazouillement de celui-ci accompagne admirablement le chant de celle-là. Quant à votre brise, vos fleurs et vos étoiles, dont vous fêtez si magnifiquement vos amis, je vous affirme qu'ils ne perdent rien à la musique de vos paroles qui les interprètent si bien. Madame, vous avez

une hospitalité splendide ; je le jure par cette tête
qui frôle mon épaule, par ce bras qui presse le
mien, par ce petit froissement harmonieux que
fait entendre à chacun de vos pas votre robe de
soie traînant sur le gravier, par cette main....
mais vous frissonnez ! Qu'avez-vous ?

— Rien, rien, Monsieur !... »

Et elle frissonnait plus fort....

Le second groupe était moins agité, non moins
ému. Madame Anna, cramponnée au bras de
Justin, marchait à distance, à pas lents ; ici, il n'y
avait que repos, contemplation, placidité. Plus
en arrière venaient Purper et Flambétte, troisième couple un peu désordonné pour des fac-
tionnaires aux écoutes.

Mais qui donc eût songé à surveiller les guet-
teurs? ce n'était pas Inglorius. Il disait en ce
moment à sa petite compagne, en serrant doucement sa main qu'il dégantait :

« Madame, les beaux jours sont rares et courts,
et bien plus rares et plus courtes encore sont
les belles nuits. En mémoire de celle-ci, veuillez
m'abondonner ce trophée mignon. »

Et il fourra le gant dans sa poche, dans cette

même poche qu'habitaient déjà la clochette de Sorciérette et le fichu cerise de Pilar.

Au contact du nouveau venu, le fichu ne dit rien, mais la clochette indiscrète poussa un petit cri effarouché.

« Qu'est-ce ? dit la fée avec un petit rire. Qui sonne ainsi dans votre poche ?

— Oh ! la babillarde ! elle m'a trahi, répondit Inglorius, qui déposa dans la main de son interlocutrice tout son petit butin.

— Une clochette ! un fichu !... qu'est-ce que tout cela ?... expliquez-moi.... »

L'explication ne fut ni longue ni difficile, étant innocente et sincère.

« Voilà tout.... bien sûr ?... Je vous rends la clochette et vous la recommande, continua la fée en mettant un baiser sur le bord du ruban qui s'y attachait.... Mais quant à ceci...

— Ceci est peu précieux et bien inutile, dit Inglorius.

— Inutile ? un fichu. Allons donc ! la nuit est fraîche.... un fichu peut servir.

— Alors, dit Inglorius, c'est un échange.

— Un échange, comme vous dites, mon cher

hôte, à moins pourtant qu'un gant, un petit gant ne vous paraisse de trop peu de valeur...

— Oh ! Madame, que dites-vous là ?

— Je dis qu'il ne faut point de surprise, Monsieur, dans notre petit commerce, et si vraiment vous avez peur de faire une médiocre affaire, nous pouvons rompre le marché.

— Chère petite fée, reprit Inglorius avec tendresse, ce gant, ce petit gant, fée comme vous....

— C'est bon, je devine ce que vous allez dire.... je devine un peu, vous savez, » dit-elle. Puis elle passa à son cou le fichu cerise, en répétant : « Il peut servir.... Et pourtant, continua-t-elle avec quelque hésitation, je vais vous le rendre, si vous y tenez beaucoup, beaucoup.

— Petite fée, dit Inglorius, ce mouchoir de soie est depuis quelques jours le confident de bien des folies ; il est tout plein de rêveries.... faites-le tout plein d'espérances.

— Comment cela ?

— En le gardant.

— Ah ! dit-elle, vous voyez bien qu'il peut servir. »

En ce moment, ils étaient arrivés au fond de

l'avenue où se trouvait un banc, un grand banc circulaire blotti sous les arbres. Ils s'y assirent, et les deux autres couples, survenant à leur tour, vinrent s'y placer séparément. Là, l'ombre était fort épaisse.

Par suite de cette nouvelle disposition, la conversation, sans être moins active, devint plus discrète. Un vif chuchotement indiquait seul, dans les ténèbres, le coin d'Inglorius, et on l'entendait vaguement continuer l'entretien.

« Oui, Madame, vous avez deviné toute l'histoire de ma petite clochette, vous êtes vraiment fée. Dans le récit que je vous fis d'abord de nos aventures, j'ai négligé, je l'avoue, de vous raconter les détails qui concernent et madame Pilar et mademoiselle Clochette, mais ils appartenaient à mon voyage intime et se rattachaient à ma biographie privée : telle est la cause de l'omission. Au reste, votre sagacité magique a bien vite su retrouver ces traces, et votre science surnaturelle a pénétré sans peine le secret de mon trésor de poche. C'est, savez-vous, une puissance merveilleuse et terrible que la vôtre, Madame. Tout ce que vous venez de me dire est, de point en

point, vrai, et c'est avec une charmante terreur
que j'écoute ma petite fée me narrer toute l'aventure de ma petite sorcière, et que j'entends dans
l'air de la tour noire vibrer les souvenirs de
Heugen. »

La parole d'Inglorius, par suite de son émotion
sans doute, était alors descendue dans les profondeurs d'une gamme si sourde et si lointaine
qu'elle flottait comme un murmure.

C'est alors que, presque à ses côtés, une voix
hargneuse s'écria :

« Plus haut! on n'entend pas. »

Au son de cette voix semblable au piaulement
aigre d'une chauve-souris, ce fut un grand désarroi dans l'armée des noctambules : tous se
levèrent avec effroi, et madame Anna frissonna
tout entière au bras de Justin effaré.

La voix continua :

« Joli régime pour une maison de fous! »

Flambette qui, la première, retrouva la parole,
dit à voix basse :

« C'est lui! Nous sommes pris! Que faire?

— Que faire? reprit la voix dans l'ombre, il
faut que mademoiselle Flambette aille de ce pas

recoucher ces dames, à qui l'air de la nuit ne vaut rien. Quant à ces messieurs, s'ils veulent prolonger la veillée, à leur aise ! »

Cette voix ténébreuse puisait tant de prestige et d'autorité de l'imprévu d'où elle se révélait, qu'elle fut obéie sur-le-champ. Les femmes s'enfuirent palpitantes. En même temps, Inglorius sentit une griffe se poser sur son bras, et la voix dit : « Venez, vous. »

Cédant à l'influence flatueuse qui les enveloppait tous, Inglorius se laissa entraîner rapidement, les yeux fermés, sans savoir où il allait. Après un temps qu'il ne put déterminer, se sentant libre enfin, il rouvrit les yeux. M. Braken était devant lui, il le fascinait de toute l'envergure de ses lunettes, à travers lesquelles luisaient, comme deux petites lanternes, deux rayons froids, fixes et bleuâtres.

« Monsieur, dit-il avec une sorte de ricanement, vous avez beaucoup voyagé, à ce qu'il paraît ?

— A ce qu'il paraît, dit Inglorius, pour qui cette situation bizarre ne manquait pas de saveur.

— Vous avez couru le monde, vu nombre de

pays, parcouru les mers, visité les Indes, l'Amérique, l'Afrique, et même.... l'Océanie, peut-être?

— Peut-être, répéta Inglorius.

— Vous aimez les légendes, vous les aimez beaucoup?

— Beaucoup.

— Vous connaissez alors celle-ci probablement?

— Probablement, dit Inglorius, décidé au rôle d'écho qui ne se compromet pas.

— Vous savez que, quand à bord d'un navire, un homme gît moribond, atteint dans les sources de la vie, miné par sa dernière fièvre, alors même que nul encore ne peut soupçonner l'issue de la maladie, vous savez qu'au dire des marins, les requins devinent, prévoient le cadavre, et dès lors, dit-on, ils escortent le bâtiment, et ils ne le quittent point qu'on ne leur ait enfin jeté leur proie pressentie. Vraie ou non, cette tradition vous est connue, sans doute?

— Sans doute.... et après? dit Inglorius qui, par nature, était de ceux qu'enchantait toujours le récit de Peau-d'Ane.

— Après? reprit M. Braken dont les lunettes

étincelaient. Vous savez aussi, vous qui aimez l'histoire, vous n'ignorez pas ce que l'on dit de cette vieille Rome qui, après avoir absorbé toutes les richesses de l'ancien monde et s'être couchée dessus comme....

— Comme un dragon de la fable sur son trésor, interrompit Inglorius.

— Oui, Monsieur.... se vit un jour assaillie de tous côtés par les barbares accourus à la curée.

— Fort bien, reprit Inglorius qui, oublieux de la situation et s'éprenant déjà de l'idée du gnome par suite de la forme que celui-ci lui donnait, saisit la manche de son interlocuteur, et se mit à marcher à grands pas. Fort bien! monsieur Braken, de sorte que nous pourrions, selon le goût des Allemands, réunir ces deux images et dire : Il y a quinze siècles, sur l'océan des âges, flottait, désemparée, une galère immense, la vieille trirème, dominatrice des mondes, appelée l'empire romain, et à bord de ce grand navire, le capitaine, dont le nom était Rome, gisait agonisant, et il allait expirer; c'est pourquoi, ayant dépisté cette mort et flairant ce riche cadavre, de tous les bords de l'horizon accouraient les requins.... Admirable! monsieur Braken. Mais alors, c'est donc une leçon d'histoire que vous voulez me donner?

— D'histoire? non, mais de délicatesse, et je voulais vous dire que barbares ou animaux de proie, tous courent à l'héritage, et qu'il en est de même ici, comprenez-vous? Monsieur.

— A l'héritage, ici! quel héritage?

— Ah! ici, Monsieur, l'héritage c'est l'héritière. Comprenez-vous?... Vous m'avez compris, et à bon entendeur.... »

Ici, M. Braken, enlevant avec son bonnet de soie noire le gazon cendré de sa perruque qui y adhérait, s'inclina cérémonieusement.

Inglorius l'imita; mais en se relevant, il vit luire à la lune ce crâne de vampire, chauve et dénudé, maigrement entouré d'une couronne de poils, ébarbée, semblable au collier velu d'un vautour. A cet aspect, il ne put s'empêcher de murmurer :

« Cela lui va bien de parler d'animaux de proie. »

Néanmoins, le lendemain, dès l'aube, il était prêt, excitant Prospero, et stimulant Salluste :

« Debout! debout! mes enfants, disait-il avec une ardeur fiévreuse. Vite, vite, fermons les valises, bouclons les sacs, qu'on prévienne Justin! Le soleil s'ennuie de ne plus nous voir parcourant les fleuves, les lacs, les steppes et les pampas, les déserts et les mers. Qu'aujourd'hui son premier rayon nous trouve enfin dans notre voie, découvreurs d'îles et batteurs de mondes. En route, en route! en chasse, en chasse!

« Et la Barbe-Bleue? disait Salluste.

— Et sœur Anne? ajoutait Prospero. Vous abandonnez donc l'aventure?

— En route! en route! » répétait Inglorius.

Quelques instants après, le cerbère aux trois têtes ouvrait sa grille aux voyageurs rendus allègres par l'air frais du matin.

Quand ils gravirent la côte, Salluste remarqua que Justin, sorti le dernier, marchait l'oreille basse comme un barbet fouetté; il s'écria comme pour l'égayer :

« J'étais bien sûr que M. Pellagru ne partirait pas sans butin. Qu'a-t-il donc ainsi sur l'épaule?

— Eh! mais, dit Prospero, c'est le carquois de la fée amazone.

— Pourquoi, Justin, dit Inglorius, emportes-tu cette longue-vue? Te l'a-t-on donnée?

— Je vous le dirai là-haut, » fut tout ce qu'on put arracher, pour l'instant, à la muette désolation du conspirateur.

Mais, arrivés sur la hauteur, au point où la route dominait le paysage, les voyageurs se retournèrent vers le château de la Tour noire; Justin, glissant alors dans la main d'Inglorius la longue-vue déjà mise au point, lui dit tout bas :

« Regardez du côté du pavillon. »

Inglorius dirigea la lunette d'après cette indication; il embrassa toute la façade dans le champ de l'objectif, et, comme le soleil levant frappait alors sur la fenêtre du premier étage, il y vit une figure bien connue, une jeune femme qui, d'une main rapide, paraissait, dans le rayonnement, agiter un tissu de flamme.... le fichu cerise !

Inglorius porta vivement la main à son cœur, et la petite langue de la clochette, ébranlée à ce choc, sembla répéter encore : « Il peut servir. »

CHAPITRE XXV

CHAINES ET VERROUS

Les aventuriers marchèrent toute la journée, Justin n'hésitant jamais à la croisée des routes, et, comme à son ordinaire, dirigeant la course aveugle de ses compagnons. Peu à peu il semblait avoir repris son aplomb et renoué son fil. Quant à Inglorius, au milieu des replis de sa parole toujours abondante, il ne laissait pas que de faire apparaître parfois, semblables à des têtes d'aspics dans des buissons en fleurs, quelques apophtegmes de ce genre : « Un méfait n'est jamais perdu, Prospero. » Ou : « Salluste, mon ami, une mauvaise action a toujours sa récompense. » Ce fut donc avec maints discours égayés entre lesquels se révélaient, pétillant par place, les amertumes d'Inglorius, que les voyageurs atteignirent le soir. A cette heure, une ville découpait au loin, sur la ligne pâle du soleil couché, sa dentelure d'ombres ; alors Inglorius, levant par hasard ses regards vers le ciel constellé, s'écria tout à coup avec étonnement :

« Comme les étoiles sont grandes ce soir !

— Mais, dit Salluste, il me semble qu'elles ont leurs dimensions accoutumées : petits sequins sur voile d'azur.

— Paillettes d'or sur manteau bleu, dit Prospero.

— Voilà qui est bien extraordinaire. Vos paillettes et vos sequins, Messieurs, me paraissent, à moi, larges comme des ducats. Qu'ai-je donc dans les yeux ? » continua-t-il, et, y portant la main, il les sentit mouillés. « Ah ! reprit-il tout bas, avec le ton d'un physicien formulant une observation, les pleurs grandissent les étoiles. »

Cependant ils touchaient aux murs de la ville. Il était temps d'arriver : le soldat de faction se remisait déjà dans une guérite neuve, et le gardien des portes se disposait à les fermer. A peine entrés, les voyageurs errèrent quelque temps dans un sombre dédale de rues embrouillées.

« Où diable sommes-nous ! et où nous mènes-tu, Justin ?

— Eh ! Justin ! Justin ! monsieur Pellagru ! » crièrent à la fois Prospero et Salluste.

Pas de réponse. Les cris de la troupe alarmée continuèrent et résonnaient comme des fanfares dans les carrefours de la ville si tranquille, d'ailleurs, qu'on l'eût pu croire inhabitée. Toute la population était évidemment couchée, et le trio de crier, et l'écho de répéter de plus belle : « Eh ! Justin ! Justin !

« Pas si fort, répondit enfin une petite voix grêle. Pas si fort, ou gare le bourgmestre !

— Qui va là ? dit Inglorius.

— Un ami.

— Ton nom ?

— Flibert.

— Ami Flibert, avance, et fais-toi reconnaître.

— Me voilà, monsieur Inglorius. »

Et une petite silhouette vint se dessiner devant les jeunes gens.

« Ah ! c'est toi, mon garçon, qui es l'ami Flibert. Tu me connais donc ?

— Oui, monsieur Inglorius ; oh ! je vous connais bien tous trois.

— Ah ! tu nous connais ! Et Justin, par hasard, ne le connaîtrais-tu pas aussi ?

— M. Justin ? oui bien. M. Justin, c'est moi. »

Inglorius fit un bond.

« Toi ! petit. En es-tu bien sûr ? Quoique accomplie dans le pays des fées, reprit Inglorius, la métamorphose me semble forte. Que dites-vous de cela ? jeunes gens.

— Oui, Monsieur, c'est moi qui suis Justin, c'est-à-dire, moi qui le remplace.... Venez, je vais vous conduire.

— Nous conduire où ?

— Je ne sais pas ; vous verrez.

— Tes titres à notre confiance me semblent insuffisants, ami Flibert. Mais où donc est Justin ?

— Oh ! il est bien loin. Venez. »

La petite silhouette, tout en parlant, avait pris la tête de la colonne, et allait si lestement qu'on

avait peine à la suivre. Après quelques détours :
« Halte-là ! » cria tout à coup, au coin d'une rue,
un militaire qui semblait faire patrouille avec
une lanterne.

« Tartèfle ! vous avez fait trop de bruit, murmura Flibert.

— Qui êtes-vous ? où allez-vous ? vos papiers ?
reprit la patrouille.

— Camarade, capitaine, commandant, major,
dirent successivement les voyageurs.

— Des étrangers ! Vos papiers ?... vous n'en
avez pas ? suivez-moi chez le bourgmestre, dit
la lanterne. »

Les jeunes gens obéirent sans résistance ; ils
entrevoyaient le moyen de trouver un gîte pour
la nuit.

En route, le guerrier s'humanisa.

« Comment pouvez-vous être assez imprudents,
dit-il, pour pousser des clameurs et crier ainsi,
la nuit, sans papiers, dans des circonstances pareilles ?

— Quelles circonstances ? dit Inglorius.

— Eh quoi ! vous ne savez donc pas ?... vous
n'avez donc pas vu les ordonnances, parcouru le

journal, lu les affiches ? Nous sommes, à ce qu'il paraît, sur un volcan !

— Ah ! bah !

— Oui, un courrier est arrivé la nuit dernière avec des dépêches de la capitale. L'ancien ministère est renversé.... un grand complot a été découvert.... une conspiration immense avec ramifications.... toutes les villes du duché sont mises en état de siége.... la loi martiale partout.... Les plus grandes précautions sont prises ; les mesures les plus énergiques ont dû être adoptées par l'autorité civile et militaire, ici représentée par le bourgmestre et moi ; nous avons établi le couvre-feu, mis toute la force armée sur pied ; les portes de la ville ont été fermées au coucher du soleil, nos troupes y sont massées.

— Je n'ai vu qu'un factionnaire et un gardien, dit Inglorius.

— C'est cela. Nous avons fait faire des guérites neuves, continua le militaire. Voici l'hôtel de ville, le bourgmestre y est en permanence ; vous allez le voir.... Mais ne tremblez point ; les citoyens paisibles n'ont rien à redouter. Ordre a été donné par moi de faire circuler des patrouilles toute la nuit ; je me suis chargé moi-même de cette partie du service, et me voilà en exercice, à mon poste ; voyons si le bourgmestre est au sien. »

Ce disant, le major tira le cordon d'une petite sonnette qui pendait au mur ; une porte s'ouvrit, et les voyageurs furent introduits par un petit escalier dans une chambre haute et grillée.

En montant, le chef militaire dit avec bienveillance :

« Soyez prudents, modestes, respectueux. Vous le savez, les temps orageux nécessitent une répression sévère, et d'après les ordonnances, tout perturbateur sera arrêté ; tout arrêté, inculpé ; tout inculpé, prévenu ; tout prévenu, incriminé, et tout incriminé, accusé, jugé, condamné, et exécuté dans les vingt-quatre heures. Or, vous êtes perturbateurs et arrêtés, soyez prudents et asseyez-vous. Voici des bancs. Mais où est donc le bourgmestre ?... Schrabb ! Schrabb ! »

Un petit bossu sortit en clopinant d'un coin obscur de la salle où il sommeillait.

« Me voici, mon général.

— Où est le bourgmestre ?

— Il repose, mon général.

— Comment! il repose! sacramente! »

Ce juron fit trembler la maison et frissonner Schrabb, mais il fit rire tout le banc des prévenus.

« Il paraît que le bourgmestre dort sur le volcan, dit Prospero.

— Il a couché ses rhumatismes, dit Salluste.

— Il donne à manger à ses puces, ajouta Flibert.

— Silence! cria le militaire furieux. Schrabb, allez chercher le bourgmestre, tout de suite, tout de suite.... »

Schrabb obéit. Un instant après, un homme gros et grave, en bonnet de coton, en pantoufles, et en robe de chambre jaune semée de chinoiseries, apparut.

« Me voilà! qu'y a-t-il de nouveau? Qu'y a-t-il? major, dit-il en s'asseyant.

— Monsieur le bourgmestre, commença le major, voici....

— C'est là le bourgmestre, dirent en riant Salluste et Prospero.

— Silence! reprit le major.

— Ce n'est pas le bourgmestre, insista Flibert.

— Silence ! donc, sacramente, » hurla le major.

Puis il s'approcha de l'homme en robe de chambre, et lui parla quelque temps à voix basse.

« Bien, bien, bon, bon, dit le gros homme en pompant dans sa tabatière.... Écris, Schrabb. Nous allons verbaliser. »

Puis, interrogeant chaque prévenu tour à tour, il fit inscrire leurs noms, prénoms, qualités, professions, etc. Quand il en vint à Flibert, celui-ci refusa de répondre.

« Comment ! tu ne veux pas satisfaire aux questions de M. le bourgmestre, cria le major.

— Le bourgmestre ! où est-il, s'il vous plaît, le bourgmestre ?

— Misérable ! mais le voici en personne.

— Ça ! le bourgmestre ? je ne le reconnais pas, dit fièrement Flibert.

— Tu ne le reconnais pas ?

— Non.

— Ah ! tu ne le reconnais pas, scélérat ? Eh bien ! tu vas dire pourquoi.

— Tout de suite, major. Il n'a pas sa sous-ventrière.

. — Sa sous-ventrière? répéta le major étonné.

— Ma.... je n'ai pas ma.... C'est juste, je ne l'ai pas, dit le bourgmestre. Vite, vite, Schrabb, donne-moi ma.... c'est-à-dire.... mon écharpe. »

Schrabb sortit d'un tiroir de la petite table où il écrivait une large ceinture jaune, et en enveloppa les reins du fonctionnaire.

« Ne serre pas tant, dit celui-ci. Eh bien! maintenant, mon drôle, refuseras-tu de répondre?

— Oh! non, Monsieur le bourgmestre, maintenant que vous l'avez, oh! je vous reconnais bien! »

Et Flibert fit le salut militaire.

Quand tous les prévenus eurent donné leurs noms, le bourgmestre, plein d'une sourde irritation, appela Inglorius.

« Homme jeune, levez-vous, dit-il. Vous paraissez être le chef de la bande : votre âge, votre air, votre taille, tout l'indique; je commence donc par vous. Répondez.... D'où venez-vous? répondez.

— Monsieur le bourgmestre.... dit Inglorius.

— Taisez-vous! et écoutez-moi. Je vous demande d'où vous venez, et où vous allez? Répondez.

— Monsieur le bourgmestre.... répéta Inglorius.

— Taisez-vous! et tâchez de ne plus interrompre, reprit le juge. Il ne faut point ici chercher à donner le change ni à tergiverser. Je vous demande d'où vous venez? où vous allez? et pourquoi vous allez et venez? Répondez.

— Monsieur le bourgmestre, dit Inglorius, nous sommes des voyageurs....

— Taisez-vous! suivez seulement mes questions. Je vous demande formellement, puisque vous êtes des voyageurs qui.... voyagez, pourquoi vous voyagez? Voyons, pourquoi voyagez-vous? Répondez.

— Monsieur le bourgmestre, nous voyageons pour....

— Mais silence donc! et ne parlez que quand j'aurai cessé de vous interroger. Voyons, reprit-il avec plus de douceur, soyez franc, ne vous troublez pas, et réfléchissez bien avant de répondre. Je vous réitère ma question : Pourquoi voyagez-vous? Répondez.

— Pour notre plaisir, Monsieur le bourgmestre, se hâta de dire Inglorius.

— Assez ! assez ! cria le bourgmestre avec
force. Accusé, n'insultez pas l'autorité. Prétendez-vous vous jouer de la justice? On ne voyage
pas pour son plaisir, entendez-vous? Major, ces
gens sont sans papiers; ils ont troublé, par des
cris séditieux, le repos public. Pendant les heures
sinistres que nous traversons, vous avez dû les
tenir pour suspects et les arrêter ; vous avez fait
votre devoir, je ne faillirai pas au mien. Interro-
gés, ces hommes suspects ont fait des réponses
inconvenantes, évasives, subversives, embarrassées ; enfin, ils prétendent voyager pour leur
plaisir ! cela suffit. Major, combien étaient-ils à
leur entrée dans la ville ?

— Quatre, Monsieur le bourgmestre, d'après le
rapport que j'ai sous les yeux.

— Quatre ? Bien ! les voici-là tous les quatre.
— Major, je vous confie ces accusés; dès ce moment vous en répondez sur votre tête. »

Puis, se levant, le bourgmestre étendit la main,
et prononça ces mots :

« Qu'on les mène en lieu sûr. »

Le juge disparut.

« Suivez-moi, « dit le major aux quatre accusés qui obéirent.

Cependant leur attitude inoffensive et leur résignation parurent toucher le chef militaire qui, prenant Inglorius par le bras, lui dit avec bonhomie :

« Ne vous inquiétez pas ; toutes ces mesures, conséquence naturelle de la loi martiale, ne vous seront appliquées qu'avec la modération qui me caractérise et les égards qui vous sont dus. En temps de révolution, vous le savez, la difficulté n'est pas de remplir son devoir, mais de le connaître. Une petite conspiration, mon Dieu, c'est un péché de jeunesse, et ce n'est qu'avec répugnance.... »

En ce moment, un homme accourant, hors d'haleine, entraîna le major à l'écart, et lui parla vivement à voix basse.

« Hé ! mais ! dit Prospero voyant la force armée distraite, si nous profitions de l'occasion.... »

Et il fit un geste compris de tous. Salluste s'empressa de l'approuver en prenant l'attitude d'un coureur qui attend le signal.

« Gardez-vous de bouger, dit Flibert. Laissez faire ; j'ai une ficelle.

— Une ficelle ?

— Je veux dire une idée.

— Mes amis, dit Inglorius, que Flibert soit notre Egérie. Il a le mot d'ordre de Justin, notre directeur et notre guide ; n'empiétons pas sur ses attributions. Entre nous, le major ne me paraît pas bien ferme dans ses convictions ; il mollit ; il semble vouloir se préparer en nous, au besoin, des appuis, et se ménager une défection. C'est un esprit politique. D'ailleurs, Flibert a une idée, une idée d'autant plus profonde et respectable qu'elle est mystérieuse. En temps critique, Messieurs, il faut toujours se fier à quiconque a une idée, surtout quand il la tient secrète.... »

La conférence du nouveau venu et du major était close ; celui-ci se rapprocha des prisonniers.

« Sacramente ! dit-il, voilà qui est plus grave, voilà qui change tout.... Il y a eu voies de fait, émeute, insurrection ; on a renversé une guérite, Messieurs, une guérite neuve.... Désolé je suis, mais me voilà contraint à déployer toutes les rigueurs de la loi martiale.... Je voulais, Messieurs, vous offrir mes propres appartements pour prison, mais ces dernières nouvelles.... hum! hum! — Marchons! »

Les captifs n'avaient pas fait cent pas qu'à un signe du major, la bande dut s'arrêter : un mot de passe fut donné et rendu à travers une porte basse qui s'ouvrit devant les voyageurs, et se referma sur eux avec un grand bruit de ferrailles ; ils grimpèrent un long et roide escalier, et bientôt ils se trouvèrent tous quatre verrouillés et cadenassés dans un cabanon étroit et voûté, dont le mobilier fort simple consistait en trois bottes de paille et une cruche. Un soupirail élevé et garni de barreaux de fer laissait à peine pénétrer dans ce lieu peu riant un pâle rayon de lune.

« Décidément, nous sommes des malfaiteurs, des intrigants, des conspirateurs, dit Salluste.

— Nous voilà bien! murmura Prospero. Jolie auberge! après une journée de marche. Sans lit, sans souper, sans liberté, que nous reste-t-il?

— Il nous reste l'idée de Flibert, jeune sybarite, dit Inglorius. D'ailleurs, on ne voyage pas pour son plaisir, vous le savez.... Puis, la scène de la prison manquait à notre histoire ; nous voici complets.

— Il manque encore une scène.

— Laquelle ?

— Celle de l'élargissement.

— N'anticipons pas. La Providence y pourvoira.

— Bah ! cette paille me semble douce et rembourrée, remarqua Salluste en s'y étendant. »

L'observation parut intéressante ; chacun voulut en faire l'épreuve, et bientôt un ronflement général rendait hommage à la sollicitude de l'administration à l'égard de ses prisonniers.

Il était à peu près une heure du matin quand Flibert se réveilla en sursaut. Il se frotta les yeux, se rendit compte de la situation, puis, se glissant à travers les jambes de ses compagnons, rampa jusqu'au soupirail. Après avoir écouté quelque temps, il se dirigea vers l'angle du cachot, et frappa à coups mesurés sur une grosse pierre qui sonna creux. Un autre coup plus faible lui répondit ; c'était là ce que semblait attendre Flibert ; car, s'accotant au mur et appuyant de toutes ses forces ses pieds contre la pierre, il s'arc-bouta, et fit si bien que celle-ci, déjà probablement appelée de l'autre côté par un effort combiné, se descella tout à coup, et roula doucement dans le cachot prochain.

Une tête humaine parut.

« Ah ! c'est toi, petit ! dit la tête. As-tu le joyau ?

— Oui, dit Flibert.

— Bon, aide-moi à passer. »

Et le corps suivant la tête, un grand gaillard s'insinua tout entier par l'orifice improvisé, et se dressa devant Flibert.

« Nous y voilà ! dit le voisin. Maintenant ne nous amusons pas ! Vite aux barreaux, et fais marcher le bijou. Ce fut l'affaire de quelques minutes. Le nouveau venu appuya son front contre la muraille ; Flibert, grimpant de la main sur l'épaule, et de l'épaule sur la tête de son échelle humaine, opéra rapidement, au moyen d'une petite lime, sur un barreau du soupirail, et le transmit à son camarade. Celui-ci y noua, par le milieu, une sorte de corde, ingénieusement tressée de paille et de chiffons, qu'il portait en-roulée autour de son corps, sous sa blouse ; puis il ordonna à Flibert d'engager horizontalement dans les deux barreaux voisins la barre ainsi disposée. L'ordre exécuté, il éprouva la solidité de l'appareil en s'y suspendant, et, satisfait, ajouta :

« Tout va bien ! éveillons ces messieurs.

— Allons ! debout ! debout ! dit Flibert en tirant au hasard les bras et les jambes rencontrées çà et là sur la paille.

— Eh bien ! quoi ? murmurèrent les dormeurs rudement secoués.

— Debout ! répéta Flibert, et en route ! »

En ce moment le reflet de lune frappait en plein sur le visage de l'homme en blouse.

— Tiens ! c'est toi, Zeb ! dit Inglorius.

— Chut ! presto ! Flibert va vous montrer la manœuvre du grelin.

— Le grelin ? ah ! dit Inglorius, c'est donc là la ficelle de Flibert ! Vous demandiez la scène de l'élargissement, Prospero, et vous avez.celle de l'évasion ; la Providence fait bien les choses. Vite au grelin !

— Le grelin ? mais est-il assez solide ? répondit Prospero.

— Et assez long ? dit Salluste.

— Pas tant de mots ! en route. »

Ce disant, Zeb empoignait Salluste et le faisait passer à Flibert déjà debout au bord de l'embrâsure ; celui-ci laissait retomber et flotter le long du mur extérieur la corde solidement assujettie, et Salluste, qui comprit, s'abandonna au vide, le long du câble de paille. La même manœuvre fut renouvelée ainsi pour chacun avec silence et célérité ; l'œuvre de l'évasion s'accomplit sans accident, et même avec tant de bonheur, que les évadés purent immédiatement prendre course à travers champs.

Une heure après, harassés de fatigue, mais se sentant enfin hors d'atteinte, les prisonniers échappés dormaient du sommeil des bandits au coin d'un bois touffu, sous le ciel du bon Dieu et de la liberté.

[illegible]

[illegible]
[illegible]
[illegible]
[illegible]
[illegible]
[illegible]
[illegible]
[illegible]
[illegible]
[illegible]
[illegible]

[illegible]
[illegible]
[illegible]
[illegible]

CHAPITRE XXVI.

L'INCENDIE,

Voici ce qu'était devenu Justin. En arrivant aux portes de la ville, il avait remarqué le factionnaire, le gardien, la grille de bois que l'on fermait, la guérite neuve. Ces précautions insolites, et dont il comprit toute la portée, avaient ouvert un vaste champ à ses rêveries. Il n'avait pas fait vingt pas dans l'obscurité de la première rue, qu'une main étrangère glissait dans la sienne un billet, et qu'un murmure soufflait à son oreille ces mots :

« Garde à vous ! la mèche fume. »

Justin avait répondu :

« A toi les jeunes gens ; moi, je file. »

Puis, revenant sur ses pas, et voyant le concierge fermer sa barrière et la sentinelle se réfugier dans sa guérite, en homme de tête et de ressource, il avait fait rapidement son plan : renverser la guérite sur le factionnaire de manière à ce que celui-ci fût pris sous celle-ci comme un limaçon sous sa coquille, les franchir l'un et l'autre d'un bond, refouler d'un coup de tête le gardien qui, surpris, alla rouler à dix pas, puis s'élancer et disparaître par l'entrebâillement de la porte dont le dernier panneau battait encore, fut, pour lui, le temps d'un éclair. Il était libre.

Justin, moitié courant, moitié marchant, fit alors tant de diligence, que dix heures sonnaient à peine à l'horloge de la tour noire quand il arriva à la crevasse du vieux mur par où il pouvait s'introduire dans le parc. Il s'y insinua, gagna le pavillon, et la première chose qu'il vit en entrant dans la chambre du premier étage, son ancien gîte, ce fut une lettre dont la large enveloppe, dûment armoriée et timbrée du grand sceau ducal, placée en évidence sur la cheminée, portait son nom, et lui disait avec majuscules : « Monsieur Justin Pellagru, au château de la Tour noire. Pressée. »

Comme sur une proie, le destinataire se précipita sur la dépêche, l'ouvrit et lut :

« Monsieur,

« Je me hâte de vous informer que le grand-duc, prenant en considération mes services, vient de me donner une marque insigne de sa confiance ; il a daigné me nommer son premier ministre. Vous comprenez toute la gravité des devoirs qui m'incombent par suite de la haute position qui m'est faite. Déterminé à tout faire pour justifier un choix si honorable pour moi, je dois vous prévenir que, si quelques manœuvres sourdes, si quelques mouvements inquiétants, si quelques faits attentatoires à la tranquillité de l'État avaient lieu sur un point quelconque de notre territoire, ils rencontreraient une répression énergique, et je vous en rendrais personnellement responsable, vous qui, depuis quelque temps, vous êtes fait l'agent actif d'idées extravagantes et subversives. Cependant, avant d'employer des mesures rigoureuses qui me répugnent à votre égard, je condescends à user d'indulgence, et à vous dire : Renoncez désormais, Monsieur,

à des projets coupables, à des rêveries dange-
reuses, abandonnez vos folles entreprises, abstenez-vous, sachant toutes vos démarches surveil-
lées, abstenez-vous, vous et les factieux que vous
traînez à votre suite, d'approcher des frontières de
notre duché. A ces conditions, je veux bien fermer
les yeux sur des actes et sur des écrits si compro-
mettants qu'ils entraîneraient, nécessairement,
pour vous, toutes les conséquences du crime de
révolte et de haute trahison.

« *Le premier ministre,*

« Zéphirin. »

Cette lettre, cette écriture, ce style, frappèrent
d'abord Justin de stupeur, puis de rage. Dans un
état d'exaspération indicible, il sortit du pavillon
et du parc, et se lança au hasard à travers la campagne. Ce fut après avoir marché une partie de
la nuit que, comme arraché à un cauchemar
affreux, il se trouva tout à coup en pleine forêt,
secoué violemment par des bras étrangers....

Il était au milieu d'un bivouac. Çà et là, des
feux épars brillaient au pied des grands arbres ;
un groupe d'hommes l'enveloppait ; on lui parlait,

on l'interrogeait, on le pressait de toutes parts. Justin, revenu à lui-même, reconnut ses musiciens. Alors la lettre fatale se représenta à sa mémoire.

« Mes amis, s'écria-t-il, tout est fini! Le n° 1 est un traître! Z... est un scélérat!

— Calomnie! la preuve? répondit-on autour de lui.

— La preuve? la voici, dit Justin. »

Et au milieu du silence des bois, de la nuit et de l'assemblée, il lut la dépêche au sceau ducal.

Rien ne peut rendre l'effet de cette lecture, le désordre qui la suivit, le tumulte, les cris, les malédictions, les poings levés au ciel, les imprécations, les fureurs des musiciens trompés dans leur patriotique espoir. Les instruments de cuivre s'armaient et commençaient à montrer leurs crochets de vipère ou leurs dents de dogue. — Trahison! tout est perdu! répétait-on. Vengeance! vengeance!

Mais alors, Justin, se comprenant à la merci d'une horde qui, s'étant fiée à lui, allait bientôt se retourner contre lui, et qui, perdant tout espoir, pourrait bien aussi perdre toute mesure, reprit son sang-froid, et d'une voix habituée à dominer les orages, il s'écria :

« Non, tout n'est pas perdu ! Non, il ne sera point dit que des cœurs si ardents aient brûlé d'une flamme inutile. Écoutez ! citoyens de l'Idée. »

Alors, abordant la question, il démontra à ses auditeurs que, si un ajournement était imposé à l'exécution de leur projet sacré, du moins pouvaient-ils compter d'abord sur l'avenir toujours complice des grandes idées, puis, sur une juste rétribution de leur temps, de leurs travaux et de leurs fatigues passées. Ce mot « rétribution » fut accueilli avec faveur, et ce fut enfin au milieu d'un murmure flatteur émané de son auditoire qu'il termina son discours par ces mots :

« Chacun de vous recevra donc le prix légitime de ses généreux efforts ; l'Idée n'est point ingrate ; elle a des trésors pour solder tous les dévoués de son œuvre, et je m'engage pour elle, et d'honneur, à cette rémunération. »

L'on applaudit, puis on se consulta, on calcula, on chuchota. Enfin, chacun des auditeurs vint, à son tour, serrer chaudement la main de Justin triomphant, mais au fond inquiet.

Peu à peu, le sommeil dissémina les musiciens allemands autour des feux, au pied des chênes, et Justin lui-même, resté seul, accablé de fatigue, s'étendit sur l'herbe épaisse, et s'endormit en se disant ;

« Bon ! pour le moment, promettre est facile. Comment se tirer de là ? gueux de Zéphirin ! »

Pendant que Justin se livrait ainsi au sommeil agité du conspirateur déçu, à quelque distance, étendus, comme lui, sur la mousse de la forêt, ronflaient délicieusement Inglorius, Prospero, Salluste et Flibert. Quant à Zeb, malgré la fatigue, habitué aux alertes, il avait déjà surpris les éclats lointains de la scène précédente, et s'était éveillé. D'un coup de coude, il avait fait lever Flibert, et tous deux, observant les feux épars au loin dans la forêt et le tumulte entrevus à travers le feuillage, à voix basse ils échangeaient leurs conjectures.

« Il faut avertir ces messieurs, » avait dit Zeb.

Bientôt les cinq évadés, debout et fouillant l'ombre, avaient ouvert un grand conseil présidé par Inglorius.

« Mes amis, disait ce dernier pendant que Flibert allait, en rampant sous bois, à la découverte, mes amis, pour constater avec certitude la race, le genre et l'espèce des naturels rencontrés ainsi tout à coup dans ces contrées, le meilleur et le plus sûr moyen est d'appliquer ce large et fécond procédé inventé par l'esprit humain pour découvrir la vérité, c'est-à-dire d'employer ici la méthode dite d'élimination.

« Des trois grandes races qui composent l'humanité, appelées des noms de leurs chefs, Cham, Sem et Japhet, voyons à laquelle doit appartenir la tribu offerte ici à nos études. Et d'abord, considérant la corrélation qui existe entre ces trois principes : l'idée de l'unité divine, l'idée de la rédemption, et la connaissance du feu, triple source sur les bords de laquelle le christianisme a cueilli le triple symbole de ses fleurs théologales, nous découvrirons sans peine que la possession de l'une de ces vérités entraîne nécessairement celle des deux autres. Or, *a priori,* nous savons que les enfants de Cham (mot qui, selon les linguistes, veut dire *chaleur* dans la langue primitive), nous savons que les enfants de Cham, livrés à l'idolâtrie et au fétichisme, dépourvus de tout sentiment de prévoyance et de toute tradition, ont ignoré l'usage du feu, que, du reste, comme habitants des pays chauds, ils dédaignent et même redoutent; je déclare donc que ces gens-ci, couchés autour de leurs brasiers que plusieurs d'entre eux, mis en sentinelles, entretiennent avec soin, n'appartiennent point à cette race.

« Passons à la seconde famille, à celle de Sem. Les hommes qui la composent sont les privilégiés de l'humanité; ce sont eux qui ont conservé la tradition. La notion d'un Dieu unique, les idées rédemptives, le culte du feu sorti brûlant de l'atelier de Tubalcaïn ont toujours fourni le fonds de leurs croyances. C'est de cet ordre que viennent les religions supérieures, le boudhisme, le brahmanisme, le dualisme chaldéen, combinaison de l'idée de l'unité divine avec l'aspiration rédemptive, et enfin, le mosaïsme qui avait gardé les plus purs éléments de la révélation.

« Les maîtres de ces foyers seraient-ils de la race de Sem? Je ne le pense pas. Ce mot *Sem,* qui, toujours d'après le glossaire génésiaque, signifie *lieux hauts,* et qui, tout en caractérisant la haute vocation intellectuelle et morale de ces

peuples, indique aussi leur siége géographique
établi dans les pays les plus élevés du globe, ce
mot ne me paraît devoir s'appliquer à aucune des
peuplades des pays que nous parcourons, où,
(j'en appelle à vos souvenirs récents), choses et
gens, tout est remarquablement plat. En outre,
les enfants de Sem, par suite de la confiance
émanant du privilége même de leurs idées primitives soigneusement conservées, sont en général
disposés à la pratique de la vie contemplative et
au repos. Or, à l'activité des individus que nous
avons ici sous les yeux....

— Ils dorment, interrompit Prospero.

— Mais quelques-uns veilllent pour jeter des
bûches au feu, fit observer Salluste.

— Je dis donc qu'à l'activité qui distingue cette
tribu, continua Inglorius, et par suite de l'appli-
cation rigoureuse de notre méthode d'élimination, nous devons reconnaître ici, non des fils de
Cham, non des enfants de Sem, mais des descen-
dants de *Japhet,* nom traduisible par ce terme,
extension, mot qui exprime si bien la race puis-
sante, énergique, conquérante par excellence,
qui, dépourvue de toute idée primordiale, déshé-

ritée de toute tradition, orpheline de l'humanité, égarée au milieu des plus ingrates régions du globe, a su, par ses rudes efforts, par sa longue persévérance, par sa vaillante initiative, tout retrouver, tout réinventer, tout reconquérir, et la notion de l'unité divine, et l'idée rédemptive, et l'usage du feu, allumé péniblement dans la forge de Vulcain (dérivé boiteux de Tubal caïn). Oui, Messieurs, la triple fleur théologale est due à cette race, et vous avez devant vous des membres de la famille sublime de Japhet et de Prométhée, et.... et parbleu ! s'écria Inglorius, voici Prométhée lui-même ! d'où diable sors-tu, Prométhée, mon ami ? »

En effet, Justin, guidé par Flibert, arrivait en ce moment, et, saluant ses anciens compagnons, leur disait :

« Enfin, vous voilà, Messieurs ! je vous attendais bien impatiemment. »

Ces paroles ne furent que le prélude d'une longue explication fort compliquée de détails qui, entamée par Justin et écoutée horizontalement par des auditeurs fatigués, se termina dans un sommeil général.

25.

A l'aurore, les deux troupes réunies, et formant une masse imposante, se mirent en route; elles marchèrent toute la journée à travers bois, choisissant de préférence, et pour cause, les lieux déserts et les sentiers boisés. Au coucher du soleil, la bande, se trouvant au bord d'un ruisseau et dans un repli de vallon qui parut à Justin, habile dans l'art de la castramétation, offrir une assiette commode et sûre pour le bivouac, on fit halte, on alluma les feux. Une légère provende fut dépêchée, et, les sentinelles posées, le mot d'ordre donné, on allait doucement s'endormir, quand au loin, du côté opposé au couchant, une grande lueur rouge et toujours grandissante fut signalée par Zeb.

Le conseil, aussitôt rassemblé, n'hésita pas à reconnaître là l'effet d'un lointain incendie. Ce ne fut qu'un cri :

« Le feu! le feu! courons au feu! »

Toute fatigue fut oubliée, et dès lors, à travers champs, bois et halliers, toute la bande d'aventure se précipita au pas de course. Cependant, à mesure qu'ils avançaient vers le foyer toujours plus ardent du désastre, les objets se précisaient aux yeux de nos voyageurs, et Justin put, malgré l'essoufflement de la course, dire à Inglorius, Prospero et Salluste, courant à ses côtés :

« C'est la Tour noire, la Tour noire qui brûle !

— Je le soupçonnais. Plus vite alors ! plus vite ! dit Inglorius.

— Messieurs, dit Justin, si vous m'en croyez, nous emploierons des moyens plus expéditifs. Voilà une ferme ; nous allons éveiller les habitants, donner l'alarme, prendre des chevaux, et nous parviendrons ainsi plus rapidement et plus commodément, car je suis exténué. »

L'avis de Justin, dont les poumons sifflaient et ne soufflaient plus, fut entendu, accueilli et appuyé par la majorité des coureurs. La ferme fut envahie avec le cri : « Au feu ! » En quelques minutes, chevaux, ânes, mulets, furent mis en réquisition et bridés ; une cavalerie s'improvisa, qui bientôt put s'élancer, furieuse, équipée à la numide, et franchissant tout, au galop de déroute, du côté de la Tour noire, bien reconnaissable alors, et flamboyante à l'horizon comme un phare gigantesque.

Quand les secours arrivèrent, la grille du château était ouverte ; la meute des cerbères hurlait à l'incendie. Par cette issue, cavaliers traînant pompes et échelles, fantassins portant perches, cordes, seaux et mille engins de sauvetage assemblés à la hâte, se précipitèrent. Inglorius, arrivé des premiers, se jeta bas de sa jument de labour sur le sol même de la terrasse. Elle était déjà pleine de monde. Paysans, fermiers, voisins, maîtres et domestiques, hommes et femmes, toute une population s'agitait là, criant, se montrant la Tour noire qui, flambant par le haut et laissant apercevoir à intervalles inégaux, par les ouvertures de ses fenêtres étroites, l'ardent rayonnement de son foyer intérieur, dressait ses tourelles sur la fournaise comme les mâts d'un navire naufragé dans une mer de feu.

« Elles sont là... là, criait la foule. Au secours !... à elles !... courez.... — Par où ? — Par la porte. — Elle est fermée ! — Par l'escalier. — Il brûle ! »

Voilà que tout à coup, une femme noire, sur ce fond rouge, vint, avec des gestes désespérés, dessiner sa silhouette au bord d'une des croisées de la tour,

A cette apparition, le tumulte ne fut plus qu'un frémissement. Quelques bottes de foin furent rapidement étendues au-dessous de la fenêtre.

« Jetez-vous! jetez-vous! criait-on de toutes parts.

— C'est elle!... ma petite fée! » dit Inglorius.

Il saisit une échelle, la planta dans le lit de fourrage, et s'élança. En quelques secondes il atteignit la croisée, enveloppa de ses bras le corps frémissant de la femme entrevue dans la fumée, et tous deux, enlacés comme dans une suprême étreinte, tentèrent la périlleuse descente. Elle s'accomplissait lentement au bruit de la tempête du feu, sous les yeux de la foule impatiente et muette, mais, au même instant, à la même fenêtre, une seconde apparition, plus terrible que la première, vint se présenter. Au bord de ce soupirail infernal, une autre femme échevelée, les vêtements en feu, parut, criant avec une clameur horrible :

« Joseph! Joseph! mon fils!!! »

Inglorius l'entendit. Toutes ses forces intuitives éclatèrent décuplées à cet appel. Laissant retomber, à mi-chemin, dans les bras de la foule, le corps inerte qu'il retenait, il remonta une seconde fois l'échelle, parvint une seconde fois au rebord de la fournaise, embrassa la torche vivante qui l'appelait son fils, et s'efforça de redescendre ; mais, sous ce poids, dès le second échelon, l'échelle se cassa, et le couple embrâsé, précipité comme un morceau de lave sur les flancs d'un volcan, vint retomber sur la litière qui s'enflamma....

Huit jours après, un matin, Inglorius, couché dans le grand lit de sa grande chambre, s'éveillait doucement. Quelqu'un était près de lui :

« — C'est moi, Monsieur, c'est moi....

— Qui, vous ?

— Eh ! moi, ne me reconnaissez-vous pas ?

— Ah ! c'est toi, Justin. Où sommes-nous donc ?

— Bon, vous allez le savoir, mais d'abord tenez-vous tranquille, et puis.... Comment vous trouvez-vous ?

— Mais, pas mal, Justin ; il me semble que j'ai bien dormi.

— Je crois bien, voilà huit jours que vous battez la compagne.

— Quelle campagne ?

— Oh ! vous savez, on dit cela pour dire.... au reste, je vais vous raconter....

— Quoi ? Ma campagne ?

— Oui, Monsieur. »

Et Justin rappela à Inglorius tout ce qui s'était passé, mais glissant sur la dernière scène de l'incendie, il lui conta comme quoi depuis huit jours il avait le délire, qu'on avait été bien inquiet, mais qu'enfin il était sauvé, quoique bien roussi.

« — Je me souviens, je me souviens, dit Inglorius, il me semble même qu'une femme.... une femme.... Qui ?...

— Ne parlez pas tant ; je n'ai pas fini, s'empressa de dire Justin qui voulait étouffer ce souvenir. D'ailleurs, je ne vous ai pas dit le plus drôle.... Écoutez : Pendant que tout brûlait à la Tour noire, pendant que, pour sauver ici ce qu'on pouvait, on jetait les meubles par les fenêtres, savez-vous ce qui est arrivé ? Ne cherchez pas, je vas vous le dire ; on a jeté aussi un petit chiffonnier de M. Braken, un petit meuble de rien du tout, qui, en tombant, s'est aplati comme un œuf....

— Ah ! tant pis !

— Tant mieux ! Monsieur ; car, savez-vous ce qu'il y avait dedans ?... Ne cherchez pas, je vas vous le dire. Il y avait la moitié du château, du parc, des fermes, du.... Mais non, il y avait un testament, Monsieur, le vrai, le bon, l'authentique testament de votre oncle, qui vous laisse la moitié de son bien, entendez-vous ?

— Que dis-tu là, Justin ?

— Je dis que vous êtes chez vous, que nous sommes chez nous. Allons ! voilà qui doit vous donner envie de déjeuner. Avez-vous faim ?

— Mais Justin, tu délires, aurais-tu gagné ma maladie?... Enfin, dis-moi! et.... la petite fée, et cette.... femme? et Prospero, et Salluste ?

— Attendez, vous allez les voir ; ils sont là avec le déjeuner. Avez-vous faim ? Ah ! ah ! voilà qui réveille votre appétit. Tenez, tirez ce cordon. »

La sonnette tinta à peine ; déjà la porte de la chambre était ouverte, et Inglorius voyait s'avancer, par l'encadrement de cette porte, Prospero et Salluste portant un grand plateau garni d'argenterie fumante et de cristaux dorés. Derrière eux paraissait une femme en vêtements noirs, mais qui, souriant sous ses crêpes, portait au cou, malgré son deuil, un petit fichu cerise. Elle se précipita la première vers le malade, et lui tendant la main :

« Bonjour, mon cousin, » dit-elle.

..... Souvent, plus tard, pendant sa convalescence, Inglorius tenta quelques informations relatives à la femme étrange qui l'avait appelé du haut de la Tour noire en feu, et qu'il croyait avoir sauvée ; mais ses questions, habilement évitées ou détournées, restèrent toujours sans réponse ; si bien que son goût pour l'inconnu et le mystère aidant, il dut demeurer dans l'ignorance du titre, du nom et de la fin de celle dont le deuil de Laure put seul désormais rappeler la mémoire.

CHAPITRE XXVII

LE RETOUR.

Une grande amélioration se manifesta bientôt
dans la santé d'Inglorius. L'assiduité de Justin,
l'active amitié de Prospero et de Salluste, la pétu-
lance de Flambette, et surtout les soins de la
petite fée dont les visites mesurées et coquettes
étaient pour le malade un cordial souverain,
l'eurent en peu de temps remis sur pied. Quant à
M. Braken, il n'était plus que l'ombre d'une
ombre ; on le voyait à peine. Discrètement laborieux et mélancoliquement rêveur, pareil à une
araignée dont un coup de balai a brutalement détruit le travail, il s'était recroquevillé sur lui-
même, semblait vouloir se faire oublier, se faisait

petit, se dissimulait dans sa houppelande comme dans un linceul ; les regards l'embarrassaient. Justin, qui avait pénétré les petits mystères du vampire, aimait à surprendre malicieusement sur cette face à barbe, à perruque, à lunettes, les frémissements convulsifs que la physionomie voilée faisait parfois darder comme des éclairs au défaut du masque. Justin, devant monsieur Braken, comme en présence d'un drame qui se jouerait derrière une toile baissée, s'amusait fort quand il devinait, à l'agitation du rideau, les péripéties de la pièce dont il attendait le dénoûment.

Ce dénoûment arriva enfin.

Le premier jour où Inglorius put enfin sortir de sa chambre, et se reprendre à la vie habituelle, fut une sorte de jour de fête au château, et le soir, au moment où, après le dîner, toute la société se rendait sur la terrasse, à un signal donné par Justin, les sons d'un bruyant concert partis des profondeurs de la futaie vinrent, à grand orchestre, saluer le convalescent.

Inglorius, comme un général entouré de son état-major, tenant dans sa main la main de la petite fée, accueillit la sérénade avec cette extase inspirée par le sentiment du retour à la vie et du retour à l'amour : une double espérance.

Il savourait cette harmonie mêlée au crépuscule, sans chercher d'où elle venait, quoique de petites casquettes vertes, entrevues à travers le feuillage, eussent pu lui en révéler le mystère.

Quand, de morceau en morceau, la musique eut complété ses félicitations, Justin s'approcha d'Inglorius.

« Eh bien ! Monsieur, dit-il, nos compagnons ne vous oublient point, vous le voyez. N'allons-nous point les remercier un peu, et maintenant que nous sommes opulents ?...

— Je suis prêt, Justin, à leur témoigner ma reconnaissance de toutes les manières. Toi qui es un homme à idées, inspire-moi.

— Monsieur veut-il se confier à ma discrétion ?

— Toujours, Justin ; tu as carte blanche.

— Carte blanche !... Monsieur se souvient que ces braves gens nous ont sauvé deux fois, par leur courage, la vie qu'ils charment aujourd'hui par leurs concerts.

— Forme et fond, tout ce que tu dis est beau, juste et vrai, Justin ; aussi, carte blanche.

— Cela suffit. »

Sur un signe, huit instrumentistes, se détachant de l'épaisseur de l'ombrage qui les cachait, suivirent Justin dans la Tour noire, plus noire que jamais.

Quelques minutes après, ils reparurent, portant comme l'arche sainte, sur leurs épaules, et à grands efforts, un coffre de fer énorme et lourd qu'ils déposèrent sur la terrasse.

La chambre de M. Braken, bien que située non loin du centre de l'incendie, mais voûtée, dallée et cimentée qu'elle était comme une casemate, avait résisté aux attaques du feu ; le trésor était resté intact, et c'était cette arche précieuse que l'ingénieux Justin venait de faire apporter sur la terrasse.

M. Braken apparut en même temps ; tremblant, troublé, palpitant, il avait accompagné les porteurs comme le chien du pauvre suit le convoi funèbre de son maître. Mais que devint-il quand, de l'angle de la balustrade où il s'appuyait, il vit, en deux coups de hache, sauter la serrure, éclater le couvercle, et le coffre étaler impudiquement son or aux yeux de tous ?

Les musiciens étaient accourus et se formaient
en groupe bizarre autour de ce singulier cer-
cueil éventré. Justin, après quelques paroles que
l'on n'entendit point, mais qui furent applaudies
par la petite fée, commençait déjà une répartition
régulière, quand Inglorius, s'élançant à son côté,
plongea ses bras dans le métal, et s'écria :

« A vous, à vous, mes amis! tendez vos mains,
vos bras, vos casquettes! »

Et dès lors, pris comme d'un vertige, se baissant, se relevant tour à tour, il emplit furieu-
sement et sans compter tous les couvre-chefs
tendus vers lui.

« A vous! Encore! encore! Approchez, mes
amis! » criait-il.

Et l'on approchait, et chapeaux, casquettes,
mains tendues s'emplissaient; et le coffre se vidait, et la petite fée applaudissait, et Flambette
riait.

Elle riait surtout en regardant le malheureux
Braken.... Celui-ci était étrangement bouleversé.
Ses jambes avaient fléchi, son corps semblait
s'être fondu sous lui et s'était affaissé tout entier.
Autour de la personne ainsi réduite, la houppe-

lande flottait comme un ballon vide; la tête seule du gnome, plantée sur cet amas de hardes et de plis guenilleux, pâle, effarée, avec des regards si ardents qu'ils teignaient en flammes vertes le bleu de ses lunettes, suivait les phases du désastre.

Tout à coup, Inglorius, de plus en plus excité, s'écria :

« Prospero, Salluste, à moi! Une pelle! une pelle! »

L'instrument lui fut apporté, et ce fut alors avec des mouvements et des attitudes de terrassier chargeant et déchargeant gravier, pierrailles et galets, qu'il fit à grandes pelletées ruisseler l'or du coffre.

« A vous! à vous! mes amis! à toi, Zeb! » criait sans cesse Inglorius.

Le labeur était rude, et l'ardeur était grande. Le convalescent ne put longtemps soutenir ce travail de mineur au placer. L'effort était devenu fièvre, et la fièvre devenait délire. Justin qui, depuis quelque temps, murmurait : « Assez! assez! c'est assez! c'est trop! » arracha le prodigue à ses prodigalités, et le livra épuisé à Salluste et à Prospero qui l'entraînèrent. Justin saisit cette occasion ; il ferma rapidement la caisse, et dit avec sang-froid :

« — Emportez, maintenant. »

Ce mot, ce mot seul put réveiller de sa stupeur le gardien du trésor si ardemment fouillé. Monsieur Braken, comme un ressuscité, jaillit soudain sur lui-même, il bondit comme un tigre au milieu de la foule bourrée d'or. Seul, il enveloppa de ses bras l'épais coffre-fort, qui, bien qu'allégé, eût encore écrasé sous son poids trois vigoureux portefaix d'Alsace, l'enleva sans secousse avec l'aisance et la souplesse d'un alcide en exercice, et, la tête penchée sur le couvercle, il disparut bientôt avec sa proie dans le repaire de la Tour noire.

La crise violente que cet incident amena dans l'organisation encore débilitée d'Inglorius ajourna des projets qui devaient pourtant se réaliser un jour. Des lettres fréquentes venues de Wassen réclamaient les jeunes voyageurs. M. Jasper multipliait les appels ; madame Jasper y joignait ses instances, Thornston formulait des *post-scriptum* pressants, Sabine harcelait Salluste, Palombe aiguillonnait Prospero. Le retour devenait urgent.

Justin le comprit ; aussi, dès qu'il vit Inglorius à peu près rétabli, lui rendit-il compte de la situation. La campagne était finie ; il fallait se décider. Inglorius fixa le jour du départ ; mais venus en aventuriers, les voyageurs devaient retourner en conquérants ; ils devaient, découvreurs de mondes, ramener avec eux les fruits vivants de leurs expéditions. Ainsi l'entendait Flambette, interprète de sa maîtresse.

Un matin donc, deux lourdes voitures vinrent s'arrêter devant le perron du château ; la première, solide berline attelée de deux forts carossiers, était destinée à contenir la petite fée, sa camériste et le vieil infortuné Braken ; la seconde n'était pas autre chose que l'ancien berlingot claque-fer, l'antique guimbarde, la respectable baderne, le vieux coche, en un mot, que Justin, sur les instructions formelles d'Inglórius, avait retrouvé, puis équipé, armé et nolisé pour le retour. Ce fut dans cet agent et témoin de son premier bonheur que s'installa gaîment Inglorius, suivi de sa jeune escorte, heureuse de revenir à la vieille carriole, comme la colombe biblique à l'arche du père Noé.

On se mit enfin en route. L'itinéraire fut une ivresse continuelle ; on riait, on parlait, on s'appelait de la berline au coche, les têtes fréquemment s'avançaient aux portières. On passa à travers tous les lieux témoins des péripéties du voyage ; on remonta le courant des impressions.

« Voici la harpe éolienne du télégraphe ! voilà la côte de la roue brisée ! Nous entrons dans la patrie du vieux coche ; salut à l'auberge du *Dieu Bacchus !*

— Nous allons bientôt, disait Salluste, quitter la région de la féerie pour entrer dans la contrée de l'ogre ; nous voici déja dans la forêt des brigands.

— Armons-nous, disait Prospero.

— Qu'avons-nous à craindre ? réclamait Inglorius. La fée est maintenant avec nous. Nierez-vous, Messieurs, continuait-il, que le voyage soit la meilleure forme d'éducation offerte à la jeunesse ? Félicitez-vous, ô Salluste ! ô Prospero ! félicitez-vous d'être les heureux expérimentateurs de ce système, le seul vrai, le seul conforme à la nature. Réjouissez-vous, après avoir vécu vos premières années, comme les jeunes chênes des forêts, de compléter le développement de votre être comme les oiseaux de grand vol. Il est d'autres pauvres volatiles moins fortunés que vous, qui, de bonne heure mis en cage, ne sentent qu'ils ont des ailes qu'en se les brisant aux barreaux de leur prison. Il est aussi d'autres jeunes chênes qui ne demanderaient qu'à s'épanouir sous le ciel de leurs montagnes, mais dont le sort, hélas! diffère bien du vôtre. Un jour, quand bien tendres encore ils essayent leurs jeunes pousses, des bûcherons arrivent; ils les marquent, les ébranchent, les coupent, les renversent, les écorcent, les équarrissent et les expédient dans des chantiers réglementaires. Là, on les débite en madriers, on les scie en plateaux, on les façonne en planchettes, puis on les trie pour les transmettre à des ateliers orthopédiques où, de nouveau limés, polis, rabottés, cirés et vernissés, ils deviennent enfin des planchers de première qualité, des parquets irréprochables sur lesquels on peut marcher à plaisir. O pauvres chênes! retournez maintenant à vos forêts natives....

« — Chut! interrompit Prospero, voilà la demeure de l'ogre.

— Elle est déserte, dit Salluste.

— Alors, Messieurs, dit galamment Justin, faisons-en les honneurs à ces dames. »

On s'arrêta une heure dans la hutte solitaire et désolée, et la route reprise conduisit bientôt la caravane sur le théâtre du naufrage. *L'Argo* y était encore, avec ses débris de voiles, ses deux écharpes de soie, haillons décolorés, flétris, effrangés par le vent et la pluie.

A la petite fée, Inglorius renouvela le récit du naufrage sur le lieu même du sinistre, et montrant les arbres d'alentour :

« C'est là, dit-il, que Justin vit s'envoler les restes de sa garderobe.

— Ah! dit tout bas Justin en songeant à ses espérances disparues, c'était un présage! Gueux de Zéphirin! »

Ce ne fut pas la seule fois que le conspirateur laissa échapper des marques de regrets au souvenir de ses ambitions déçues. Après avoir aperçu l'île rose plongée au loin dans la brume du lac, après avoir parcouru les sinuosités du fleuve Jaune, revu les flots qui avaient reflété-les scènes du combat naval, reconnu l'arbre au pied duquel Justin avait improvisé *l'Argo*, l'on arriva enfin à la station du chemin de fer de Pluviopolis, la ville énigmatique qui, endormie dans la brume de la soirée, paraissait encore, au pied de son promontoire, justifier l'interprétation d'Inglorius et flotter toujours immobile, comme l'épave abandonnée de Jonas.

Le train 17, qui arriva à la nuit, toute vapeur sifflante, prit dans son wagon 134, 1er compartiment, les voyageurs débarqués de leurs véhicules primitifs. Et comme, au moment où la locomotive prenait son élan sur les rails, on put apercevoir encore le vieux coche branlant sur la grand' route parallèle, Inglorius, du fond du wagon, ne put s'empêcher de saluer ce dernier représentant d'un siècle mort, et de jeter l'adieu suprême à cet ancêtre attardé.

Or, il allait ouvrir la volière de son imagination, et laisser échapper maints paradoxes ailés qui ne demandaient qu'à prendre l'essor, quand il sentit la petite fée, fatiguée sans doute du voyage, s'affaisser lentement près de lui, et la jolie tête de sa voisine tomber doucement sur son épaule, où elle parut s'endormir. Cette circonstance changea le cours de ses idées.

La nuit se passa ainsi, calme et placide comme la veilleuse du plafond. Pourtant, à l'heure où, de sa main rosée, le soleil du lendemain, croyant surprendre les sept voyageurs du 1er compartiment du wagon 134 du train 17, vint écarter les rideaux de la boîte roulante pour éveiller son monde et lui montrer Heugen, il fut bien étonné; car, dans le sommeil général, il trouva là deux paires d'yeux fort ouverts et forts souriants, et reçut (le grand indiscret) un coup de madrigal sur le bout des doigts.

Ce fut dans une sorte d'omnibus, frêté par Justin, que la caravane fit son entrée dans la petite ville germanique. Une halte eut lieu devant l'hôtel du *Tourne-Bride*. Il y avait ici grande rumeur.

La caravane fut accueillie par M. et Mme Zeb qui, successeurs de M. et Mme Piaver, et maîtres actuels du logis restauré, firent accepter aux voyageurs la bienvenue d'un déjeuner matinal. A l'adieu, quand chacun se fut réinstallé dans la voiture, la fête se compléta; l'ovation devint

triomphe. Grand tumulte, grand encombrement ;
nombre de petites casquettes vertes parurent se
mêlant à la foule ; les poignées de main se multiplièrent pour Justin qui, les larmes aux yeux,
ne cessait de murmurer :

« Quels éléments ! quels éléments !... Gueux
de Zéphirin ! »

Sorcièrette et son mari allaient de portière en
portière, échangeant les accolades.

« Eh bien ! Zeb, dit Inglorius, te voilà au
comble du bonheur, mon garçon ! tu ne te souviens plus de ta vie d'autrefois !

— Ah ! Monsieur, c'est fini maintenant. Et
pourtant, la contrebande avait du bon parfois ;
mais je n'y songe plus.

— Parbleu ! un mariage, un établissement ;
cela change l'homme.

— Oui, Monsieur, l'établissement, le mariage,
et puis... le libre échange !

— Ah ! le libre échange aussi ! aurais-tu donc
un regret pour les nuits de la montagne ?

— Un regret ? oh ! non.... Et puis.... il y a encore un espoir.... qui sait ?... les affaires peuvent
reprendre,

— Quelles affaires, ami Zeb, celles de ton commerce ?

— De mon commerce ? oui, Monsieur ; aussi, en attendant, j'apprends....

— Quoi ?

— Le trombonne. »

Zeb, en disant ce mot, regardait significative- ment Justin qui répétait :

« Ah ! Monsieur, quels éléments ! quels élé- ments ! »

Le signal du départ fut enfin donné, et l'au- berge du Tourne-Bride et la ville elle-même fu- rent bientôt hors de vue.

« Justin, dit alors Inglorius, Heugen était, ce matin même, bien actif et tumultueux, et il m'a semblé reconnaître là bon nombre de nos anciens amis. On aurait dit un quartier général.

— Quartier général, oui, Monsieur ; tous, ils sont tous là !... Heugen ! il n'y a plus que Heu- gen, notre boulevard.... Ils ont tout ravagé, tout fauché alentour. Ils ne nous ont laissé que Heu- gen.... Mais là, Monsieur, quels éléments ! Gueux de Zéphirin !

— Justin, reprit Inglorius, je ne sais au milieu

de quels éléments tu patauges, mon ami, mais
écoute, je te prie, ces détails. Sais-tu, Justin,
comment se fait aux Antilles la récolte des
cannes ?

— Des cannes ?

— Des cannes à sucre ?... non.... écoute, retiens, compare et conclus. Les Antilles, ami Pellagru, abondent en insectes, reptiles, serpents,
scorpions, myriapodes et autres animaux veni-
meux de toute sorte; les plantations en sont in-
festées. Aussi, à l'époque de la moisson, com-
mence-t-on la récolte des cannes par tous les
bords de chaque champ; on marche de la circonférence au centre. Les travailleurs vont ainsi chas-
sant devant eux toute l'armée malfaisante qui
encombre la forêt des cannes ; ils enveloppent, ils
resserrent toujours leur cercle jusqu'à ce qu'enfin
il ne reste plus, au milieu de la fauchée générale,
qu'une sorte de petite île, debout, frémissante et
peuplée : dernier refuge, dernier abri de toute la
population rampante et sifflante du champ ré-
colté. Or, cette île verdoyante qui, aux longues
flèches feuillées des cannes mêle une agglomé-
ration active de reptiles, lianes vivantes, cette île,

c'est la part du venin. On y met le feu, Justin, et c'est, dit-on, une impression terrible que de voir et d'entendre ce qui, en frémissements, efforts, bonds, cris, gloussements, sifflements, se produit alors, ô Justin, dans la circonscription de la fournaise !

— Oh ! Monsieur, dit Justin, croyez vous que Heugen ?... que ce gueux de Zéphirin ?... »

Mais s'arrêtant soudain : « Les temps sont durs, pensa Pellagru, l'image peut servir. » Puis il prit ses tablettes, et écrivit : « Pour le numéro du 1er novembre de la *Revue universelle*, tirer la ficelle à Monsieur sur Heugen et les cannes à sucre. »

En arrivant devant le castel de Pilar, il fallut s'arrêter; la halte fut courte. La châtelaine était sur sa terrasse; elle reconnut ses anciens hôtes et se précipita sur la route.

— Madame, lui dit Inglorius en prenant la main de la petite fée, je devais vous rapporter votre fichu tout plein des récits de mes voyages, mais j'ai jugé préférable de le passer au cou de la plus belle de mes aventures, et de vous la présenter ainsi.

« — Monsieur, répondit Pilar, permettez-moi de laisser ce fichu à la place qu'il occupe ; en échange, je sollicite l'autorisation d'y joindre momentanément ce collier. »

En disant ces mots, elle jeta ses deux bras autour du cou de Laurette, et l'embrassa avec l'élan de l'amitié loyale et conquérante.

Une conversation ainsi entamée aurait pu retenir longtemps les interlocuteurs sur la route. Mais Prospero et Salluste dissimulaient mal une vive impatience ; Inglorius coupa court aux tendres manifestations de la belle Pilar, et les voitures repartirent d'une allure si bien soutenue, qu'en quelques minutes on aperçut le sommet de la côte qui domine Wassen, et d'où l'on peut voir le clocher de Saint-Orthodoxe.

En approchant de ce point important, Prospero remarqua qu'il avait l'air d'être occupé par un détachement de cavalerie. Salluste reconnut bientôt le groupe des éclaireurs ici postés. C'étaient, entre autres, deux amazones ; l'une, vêtue d'une jupe bleue brodée de passementeries blanches ; l'autre, d'une jupe blanche passementée de broderies bleues. Ce *l'un en l'autre*, que rendaient plus significatif encore les coiffures ornées de plumes aux mêmes couleurs, ne laissait aucun doute : c'était Palombe ! c'était Sabine ! Derrière elles se tenaient Thornston, grave et officiel comme un notaire en tenue de contrat; puis, plus loin, Graff, qui, debout à la bride de quatre petits chevaux (car tout le monde avait mis pied à terre), se carrait dans sa toilette neuve. Graff s'était fait beau pour la circonstance. Bottes molles, culotte de peau, casaque de velours grenat, castor noir largement galonné et muni de deux minces lacets d'argent qui tombaient en manière de haubans, tribord et bâbord du chapeau, tout cela complétait le costume du groom étincelant et fier comme un soleil.

Là, bientôt, ce fut une pluie : larmes, cris étouffés, sourires, embrassements, transports interminables, furent pourtant interrompus par Thornston, qui, d'une voix émue, en se mettant en selle, s'écria :

« Assez, mes enfants ! le reste à la manufacture. »

On partit au galop, au galop de charge et de victoire. Sabine et Palombe conservaient une douce rosée dans leurs yeux en voyant, à côté d'elles, et botte à botte, les deux jeunes cavaliers fidèles à leurs couleurs.

La chevauchée ne fut pas longue. Chevaux et voiture, tout passa comme une trombe au milieu de Wassen, qui, au bruit de ce retour, avait mis tous ses habitants à toutes les fenêtres de sa grand'rue.

Un instant après, on touchait à la manufacture; on entrait dans le parc. Cunégond était sur pied, la bêche au port d'armes, auprès de ses dessins fleuris, plus épanouis et plus variés que jamais. Voici la villa! Voilà papa et maman Jasper! On arrive, on bondit dans les bras ouverts. Là-haut, c'était une averse; ici, c'est un déluge.

CHAPITRE XXVIII

CONCLUSION.

Quelques semaines après cette heureuse arrivée, Wassen était en fête, la manufacture en allégresse, et l'église de Saint-Orthodoxe en grand appareil. Le clocher chantait à toute volée; il gazouillait de tous ses carillons, et battait l'air à tour de cloches. C'est qu'enfin était venu le jour de la triple noce qui, depuis si longtemps, défrayait les langues du pays.

Dès le matin, les trois fiancées de la villa avaient revêtu leurs blancs voiles; on préparait le cortége; tous les ouvriers et ouvrières de la fabrique étaient en grande tenue, bouquets au front, bouquets au cœur, bouquets partout. On avait dis-

cuté longtemps l'ordre et la marche du cortége.
Inglorius aurait voulu que, selon la tradition pa-
triarcale et champêtre, chaque noce, partant de
la petite villa, précédée chacune de son ménétrier
spécial, avec viole et archet enrubannés, se rendît
à pied à l'église, où une cérémonie commune,
de nos six fiancés aurait fait trois ménages. Il
avait gagné à sa cause madame Jasper, qui
appuyait fortement son avis. Mais ce projet ren-
contrait une vive opposition dans un parti puis-
sant, qui, parmi ses chefs, comptait M. Jasper,
M. Jasper influencé par Justin. Ce dernier, n'oubliant Zéphirin que pour se rappeler Heugen,
proposait de faire venir de la ville fidèle tous ses
bons Allemands : c'eût été une heureuse occasion, sous prétexte de musique, de passer une
revue de ses troupes, et, sous couleur de pompes
domestiques, de faire une manifestation natio-
nale. Graff aussi avait un projet; charmé d'étaler
de nouveau sa casaque de velours grenat et son
couvre-chef à haubans, il voulait leur donner un
éclat inaccoutumé en faisant accepter ce plan : il
aurait précédé la marche en piqueur, et, accompagné des trois jeunes amazones d'abord, puis

de toutes les noces à cheval, aurait, dirigeant cette gracieuse armée, conduit ainsi la cavalcade d'épousées jusqu'aux portes de Saint-Orthodoxe.

Thornston fit successivement rejeter ces programmes; mais, voyant que la délibération allait se prolonger sans décision, le contre-maître fit atteler les quatre poneys à une large calèche d'osier, à laquelle Cunégond sut appliquer sur-le-champ une théorie décorative de chiffres, guirlandes, lacs et entrelacs de fleurs, et l'on discutait encore, que déjà, par les soins de Thornston, Laurette, Sabine et Palombe étaient installées dans le léger véhicule converti par Cunégond en véritable char de Flore. Graff, un peu consolé, conduisait l'équipage. On partit. Force fut bien à l'escorte de suivre. Dans la foule, on distinguait à peine un petit farfadet en houppelande grise et en lunettes bleues, qui, au milieu de cette fête et sous le beau soleil, avait l'air d'un hibou échoué dans un colombier : c'était M. Braken.

Le triple mariage eut lieu en présence de toute la ville accourue en grand attirail. Les pleurs, les rires, les pétards et les discours ne manquèrent point, et à la rentrée, un grand dîner, servi

sur la pelouse, accueillit une population de convives. Ce fut un repas de Gamache.

Néanmoins, depuis le retour de l'église, seul
dans cette foule et dans tant de bonheur, seul,
M. Jasper paraissait plongé dans une grave
préoccupation. Il regardait tour à tour Sabine et
Salluste, Palombe et Prospero, et son inquiétude
croissait; il parlait bas à madame Jasper et semblait petit à petit lui communiquer ses transes.

Le repas fini, on le vit errer de groupe en
groupe, murmurant des mots vagues et des
phrases entrecoupées qui auraient pu faire douter de sa sobriété, si sa dignité paternelle et sa
tempérance habituelle n'avaient d'avance étouffé
ce genre de soupçon.

Enfin, vint un moment où, se trouvant en présence d'Inglorius, devenu depuis quelques jours
son plus intime confident, il résolut de s'épan-
cher en lui.

Inglorius discutait alors avec Justin; celui-ci
était en train de démontrer à son maître et élève
que l'air de Heugen était excellent pour les lunes
de miel, et tentait de le décider à y fixer sa rési-
dence. On y trouverait facilement une demeure

digne de madame Inglorius; on serait au milieu d'amis; puis, Heugen était une ville d'avenir, Heugen marquerait dans les fastes de l'histoire des peuples, Heugen.....

« Heugen, mon cher Justin, répondait Inglorius, ne me paraît pas avoir, pour devenir illustre, un nom d'une suffisante euphonie. Justin, on n'a jamais assez remarqué la connexion étroite qui existe entre les célébrités et les appellations; on n'a jamais assez étudié l'influence qu'exerce la combinaison des syllabes sur les destinées de la gloire. Fais-moi le plaisir de me grouper autour du souvenir de Turenne des noms de glorieuses victoires comme ceux de Rocroy, de Lens et de Fribourg, dont je puis entourer la mémoire du grand Condé.... Tu restes court, pourquoi? C'est parce que tu serais obligé de prononcer : Sintzheim, Laningen, Turkheim, Zusmarshausen, ce qui te fatiguerait. Aussi, un de nos grands conquérants modernes, homme de génie, et qui connaissait ce singulier effet, en échange de la petite clochette de Hohenlinden qu'il abandonnait à son rival, se réservait-il les clairons sonores de Montebello et de Marengo.... »

Ce fut en ce moment que M. Jasper vint interrompre Inglorius, et le tirant à l'écart :

« Cher ami.... lui dit-il, c'est désolant!... vous ne savez pas?... Il y a une erreur, erreur déplorable !

— Quoi? quelle erreur ? » cher monsieur Jasper. »

Alors M. Jasper, avec des gestes de détresse, parla longtemps à l'oreille d'Inglorius.

« Voilà qui est bien singulier, dit celui-ci quand la confidence fut finie. Je vais aux informations. »

Il n'alla pas loin. En ce moment, d'un petit sentier ombreux débouchaient Palombe, Salluste, Prospero et Sabine, puis Laurette, qui s'empara du bras de son mari.

Sabine prit la parole :

« Ami Inglorius, dit-elle avec un visage un peu empourpré, je vous trouve à propos! Vous allez m'expliquer tout de suite.... (point de signes équivoques, monsieur Salluste).... tout de suite, ce que c'est que le jeu du chevalier de la fine épée, et me raconter sa légende.

— Amie Sabine, répondit Inglorius, je vous

rencontre à souhait; vous allez m'expliquer immédiatement.... »

Il s'interrompit, et lui confia tout bas le sujet des inquiétudes de M. Jasper.

Sabine partit d'un grand éclat de rire.

« Oh! dit-elle, mon pauvre père! il est bien arriéré. Il est de l'ancien régime, et date d'avant la révolution.

— Quelle révolution?

— Je vais vous la conter. »

Et Sabine fit part à Inglorius de la profonde modification qui s'était faite jadis, à l'insu des parents, dans les projets des futurs, et comment elle avait, en une soirée, d'après l'ordre souverain des cœurs, opéré un changement subtil de mains et de fiancés. Elle finit en chantonnant sa petite improvisation d'autrefois :

> « N'allez pas courir le monde,
> « Le chemin n'est pas si long;
> « Le brun sera pour la blonde,
> « Et la brune pour le blond.

« De sorte que notre pauvre père croyait encore à une erreur matrimoniale? ajouta-t-elle en riant. Eh bien ! maintenant, allez vite le rassurer. Mais, avant tout, dit-elle en reprenant son sérieux, avant tout, le jeu, la légende !... Pas de signes de connivence, monsieur Salluste.

— Chère Sabine, dit Inglorius, la légende, je vous la conterai, je m'y engage ; mais quant au jeu du chevalier de la fine épée, je vous jure que je ne vous l'apprendrai point, et qu'aucun de nous ne pourra vous l'enseigner jamais.

— Pourquoi cela? Monsieur. Pourquoi?...

— Parce que, Madame, évidemment vous connaissez ce jeu, et savez y jouer plus habilement que personne. »

Ces mots, qui renfermaient une allusion bien vite pénétrée par Prospero et par Salluste, furent-ils compris de Sabine? On peut en douter. Néanmoins, ils n'altérèrent point la bonne harmonie d'une lune de miel indéfinie, que les trois couples inséparables se plurent à faire briller sur eux dans leurs résidences variées, tantôt à Wassen, tantôt au château de la Tour noire.

Ce fut dans l'ombre même de la tour en ruine, que, toujours mystérieux, se blottit, se fixa M. Braken ; c'est là que le pauvre vampire, avec

un acharnement désespéré, travailla vainement
dès lors à reconstituer un trésor désormais aussi
vite épuisé que rempli.

Quant au fidèle Justin, nature non moins opi-
niâtre, il continua à se retremper fréquemment
dans les éléments de Heugen, où, à chacun de
ses passages, il constatait avec bonheur le développement de la Société philharmonique qu'il y
avait fondée.

Parfois pourtant, tout en maudissant le traître
Zéphirin, tout en consultant les notes multipliées
où il consignait assidûment les débris tombés de
la causerie de son maître, et tout en préparant
d'après elles des articles flamboyants pour la *Revue
universelle*, il jetait un regard pensif sur Inglorius
et ses compagnons, et se disait peut-être que les
aspirations de l'imagination naïve, de la rêverie
flottante, et de l'innocence à qui Dieu fait mains
pleines, peuvent constituer, en définitive, une
réalité plus substantielle et plus heureuse que
toutes les spéculations des ambitions serviles et
des maigres cupidités.

FIN

TABLE

PARIS. — IMP. VICTOR GOUPY, RUE GARANCIÈRE, 5.